泉谷閑示

「うつ」の効用

生まれ直しの哲学

GS
幻冬舎新書
624

まえがき

　この度のパンデミックにより誰も予想しないところから、突然、世界中が自粛を求められることになり、これまでの世界は一変してしまいました。そのまま続くかと思われていたグローバル経済の拡大も、一気に冷水を浴びせかけられ、見直しを迫られることになりました。

　正直に言えば私自身も、歴史的な災禍というものは、あくまで「歴史上」のものにすぎず、およそ自分には関係のないことと思っていた一人でした。しかし不意に突きつけられたこの事態に戸惑いながらも、次第に私の中にさまざまな問いが湧き上がってきたのです。

　それは、次のような問いでした。

　はたしてこの歴史的災禍は、私たちに、何を知らしめようとしているのか。そして、これは人類にとって、歴史的にどのような意味を持つものなのだろうか。

　もちろん、これらの問いについての答えらしきものは、かなりの時を経て、振り返ってみることによってしか得られないものに違いありません。しかしながら、現時点においても確かに言えることが、一つだけあるのではないかと思うのです。それは、この災禍が、すべての人に対して平等に〝メメント・モリ（memento mori）〟の経験をもたらしたということです。

「死を想え」「死を忘れるな」と訳されるこの古いラテン語の警句は、私たちの生の危うさと、その有限性を忘れてはならないということを意味しています。さらに、奇跡的に与えられ、今日までどうにか続いている生の大切さやその「意味」について、ひとたび立ち止まり問い直せ、と告げているのです。

この「生きる意味」については、これまでも何度か拙著で論じてきた重要なテーマではありましたが、これまでは、内省的な一部の読者にしか届かなかったかもしれません。しかし、あらゆる人々に〝メメント・モリ〟が突きつけられたいま、このテーマは万人にとって目をそむけることのできない切実な問題になったのではないでしょうか。

さて、私が本書の旧版『クスリに頼らなくても「うつ」は治る』（ダイヤモンド社）を刊行してから、早いものでもう一〇年以上経ちました。このたびの再刊にあたって、改めて「うつ」をめぐる状況を見まわしてみますと、この一〇年余の変化には、かなり大きなものがあるように思われます。

「うつ」関連の書籍が次々に刊行されたり、メディアでの啓蒙も活発に行われたりしたこともあって、「うつ」は、どんな人にでも起こり得る身近なものだという認識が、広く行き渡ってきているように思われます。さらに、二〇一五年から導入されたストレスチェック制度などを含む国の総合自殺対策などもあって、少なくとも新型コロナ問題が始まるまでの二〇一九年までに限っては、自殺者数も減少傾向にありました。

このような変化は、かつての「うつ」への無知と偏見に満ちた悪しき風潮が改善されたという点において、大いに評価すべき前進であったと言えるでしょう。しかしながら、「うつ」に対する治療やサポートの内実が、それに見合った形で改善したかと言えば、必ずしもそう楽観できるわけではありません。

統計上に表れた変化は、あくまで量的にカウントできる側面のみを示しているにすぎず、表面的には分かりにくい質的な問題が広く生じてきていることは、そこにはまったく表れていません。例えば、人々の「ゾンビ化」とでも言うべき無気力・無感動な状態は、現代人の「うつ」の根底に認められる特異な問題です。しかし、このような問題に対して精神医療は、いまだ、十分に照準を当てることができていないと思われるのです。

本文中でも触れていますが、症状の現象面だけを見て診断する現代の「マニュアル診断」にあっては、この「ゾンビ化」した状態も、従来の「うつ」と同様に「気分障害」に分類され、従来型の治療アプローチが疑いもなく行われてしまうのです。しかし、丁寧にその内実を診れば、原因や病理が相当異なっていることが分かるはずです。当然、従来の「うつ」へのアプローチで問題が解決するはずもありません。

そんなこともあって、いたずらに症状が遷延してしまい休職や休学を何度も繰り返すことになっているケースや、投薬中心の治療では納得がいかず、いくつもの治療機関やカウンセリングを探し回らなければならなくなっているケースが、依然として少なくないのです。

また、俗に「新型うつ」と呼ばれてきたタイプのうつ状態に対する適切な見立てやアプローチが十分になされていないという問題は、旧版でもすでに指摘していたことでしたが、一〇年以上経った今日でもその状況すら、ほとんど改善されていません。そしてさらには、この「ゾンビ的な無気力状態」が根本病理である最新型の「うつ」にいたっては、その存在すらほとんど認識されていないのが実状なのです。

本書は、旧版からの再録部において、「うつ」そのものについての捉え方や向き合い方、実際の療養や援助に際しての具体的なヒントが詳細に示してあります。そこでは、古典的な「うつ病」から「新型うつ」にいたるさまざまな病態について、従来の一般論とはまったく違う視点で、新たな理解が得られる内容になっています。そして、さらに今回増補した部分においては、「ゾンビ的」な「うつ」状態つまり、現代人に蔓延《まんえん》する新たな無気力の問題についても、考察を加えてあります。

この、分かりにくいけれど深刻な現代人を蝕む病理は、従来の精神医学や心理学が想定し得なかった新種の問題だと言えるでしょう。この問題は、決して「うつ」に悩む人たちだけでなく、現代を生きる私たちすべてが、一度きちんと向き合っておかなければならない大切なテーマだと思います。

未曽有の災禍を経験した私たちですが、私たち人間が、本質的に精神というものによって決定される存在である以上、即物的な問題の解決だけで救われるものではありません。本書が、広く心の救済を渇望している人にとって、何がしかの手掛かりとなることを切に願っています。そして、私たちの深く傷ついた魂が力強く蘇生することを、心から祈ります。

旧版の　はじめに

二〇〇八年四月に新聞等でも報道されましたが、ファイザー株式会社が一二歳以上を対象に調査を行った結果、八人に一人、つまり一二％もの人が「うつ病」か「うつ状態」にあると考えられるという報告がありました。この数字は、「うつ」というものがもはや対岸の火事ではなく、どんな人にとっても避けて通れない身近な問題になってきているということを示しています。

しかし、実際に「うつ」の状態に陥った人々が治療や療養を行っていくうえで、巷《ちまた》にあふれている情報が、必ずしもかゆいところに手の届くものになっていないという不満をよく耳にします。

近年、新しいタイプの抗うつ剤が開発され、それが広く用いられるようになったこともあり、薬物療法が「うつ」治療の中心的な役割を果たすようになっています。しかし、そういったクスリ中心の一般的な治療ではうまくいかず、何度社会復帰を試みても再発してしまい、療養が長期化して、すっかり諦めに近い心境に追い込まれてしまっている方も少なくありません。また残念なことに、ごく短時間の面接でクスリの処方が行われるような安易な治療もはびこっており、そのような治療に失望したクライアント（患者さん）たちからは、しばしば「クスリの自動販売機」という悪評すら聞こえてきます。

　薬物療法に可能なことは、骨折で言えばギプスのような添え木的役割です。これは「うつ」に限ったことではありませんが、病の治癒はあくまで本人に内在する自然治癒力の発動によって成し遂げられるものです。薬物はあくまで対症療法としてのツールであり、自然治癒力の発動を助ける用いられ方をして初めて意味を持つものであって、決して病根そのものにアプローチして治してくれるわけではないのです。

　ですから、真に治療に求められるのは、そもそも「うつ」がその人に生じたのはなぜだったのかを共に探索し、そして、自然治癒力を妨げているものが何であるのかを明らかにしていくような、緻密で丁寧なアプローチです。

　このようなアプローチを精神療法と呼ぶのですが、私は徐々に薬物療法から離れて、いまでは精神療法のみで診療を行うようになりました。そして薬物療法や認知行動療法などを経てもなおある水準以上の改善が見られず困っている多くのクライアントたちと、日々面接を重ねています。

面接においては、精神療法的な対話を通じて、それまでの治療で見落とされてきたものを明らかにしたり、「うつ」の伝えてくるメッセージを読み解くお手伝いをしていますが、嬉しいことに、私はこのプロセスを経てクライアントたちが再発のおそれのない治癒にいたった姿を、数多く目にすることができました。そしてそれが、元の姿に戻る repair 的な治癒像ではなく、その人がよりいっそうその人らしい在り方に生まれ直すような reborn、new-born とでも呼ぶべきものであることを確信するようにもなったのです。

従来の西洋医学的アプローチでは、「うつ」の諸症状をいわば「悪」と見て、それを抑え込み駆逐することを治療と考えるわけですが、この方法論自体がそう簡単には通用しないのが、この「うつ」という病の難しさです。そこで、私たちは「病という対象を異物として取り出し、それをコントロールし、ねじ伏せる」といった既存の考え方を脱して、新しい視点からこの問題に取り組んでいく必要があるのではないかと思うのです。

そもそも「うつ」というものは、どこか外から降りかかってきたものではなく、あくまで内側から生じた現象です。しかし、なぜそのようなことが、私たち人間に起こるのでしょうか？「うつ」を理解し対処していくうえで、私たちはこの疑問に真正面から立ち向かうことから始めなければなりません。それを従来の「脳内セロトニンのアンバランス」といった説明で済ませるのでは、単に「きちんとクスリを飲み続けましょう」という方策を導き出すだけで、なぜ発病以前にはなかった「アンバランス」がその人に生じたのかという問いに本当に答えたことにはなりません。

そこで本書では、私たちが一般的に親しんでいる「頭」「心」「身体」という概念を使って、「うつ」のからくりを従来にはなかった方法で分かりやすく理解し、それに基づいて「うつ」を引き起こしてしまう真の原因を明らかにしてみようと思います。

そして、そこから自ずと療養のポイントや周囲の人たちに必要な認識、また予防的観点が導き出されてくるでしょうし、さらに、現代の私たちが基盤に据えているさまざまな価値観や社会システムが「うつ」を生み出す母胎になっていることも見えてくるはずです。また、本当に「うつ」が治るとはどういうことなのか、「うつ」から脱した後に人はどのように生きていくことになるのか、といったテーマにも言及してみようと思っています。

これまで類書で十分な手応えが得られず不満に思っていた方、治療についてどこか判然とせず新しい手掛かりを求めている方、身近にいる「うつ」の方にどう接するべきか悩んでいる方、

「うつ」や自殺等が増えてきているという社会問題について考察を深めたい方たちに、本書はきっと、何らかの新しい視点を提供できるのではないかと思っています。

本書が、少しでも多くの方々のお役に立つことを願っています。

図版・DTP　美創

※本書は二〇一〇年にダイヤモンド社から刊行された『クスリに頼らなくても「うつ」は治る』に加筆修正したものです。

第一章

「うつ」の常識が間違っている

1 「うつ」は心の弱い人がかかるもの？

——心の弱い奴が、「うつ」になるんだ。

——「病は気から」なんだから、強い精神力があれば「うつ」になんかなるはずはない。

こんな考えを持っている人は、いまでも決して少なくありません。実際に「うつ」のクライアントの周りにいる同僚や上司、またご家族などでも、表向きはそうでなくとも、内心ではこんなふうに思っている方も少なくないのではないでしょうか。

しかし、ほかの誰にも増してこのように考えているのは、当のクライアント自身です。ひたすら「弱い自分」「ダメな自分」を責め続け、空回りし、状態を自ら悪化させてしまっています。これはいわば、「へたった馬に、鞭《むち》をひたすら打ち続けている」ような状況です。

それにしても、はたして本当に心が弱いということがあるのでしょうか？ また、精神力というものの実体は何なのでしょうか？ そして、それは「うつ」とどんな関係があるのでしょう？

図1　「頭」「心」「身体」の関係

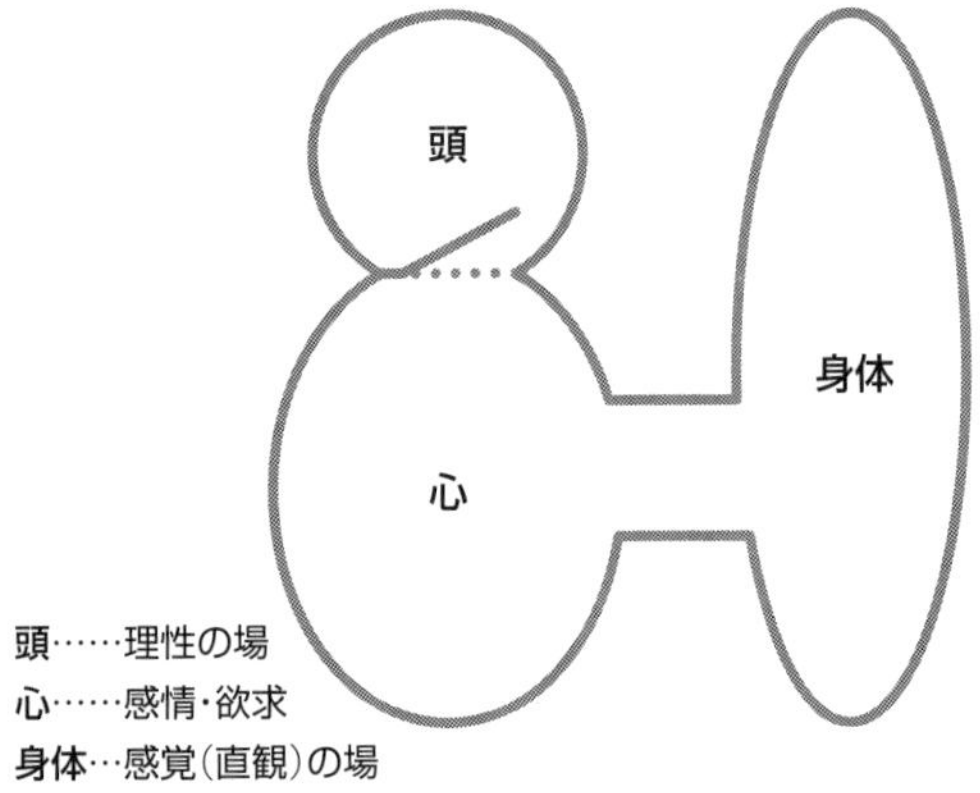

そこでまずは、「心」や「精神」という言葉で私たちが漠然と指しているものを、一度きちんと整理してみるところから始めてみましょう。

人間を理解するために必要な「頭」「心」「身体」の関係

図1をご覧ください。これは、私たち人間の仕組みを、普段使い慣れている「頭」「心」「身体」という三つの言葉を使って簡単に図式化したものです。

最近は脳ブームの時代ですから、「『頭』とか『心』と言っても、そんなの全部『脳』のことだろう?」と思う方もあるかもしれません。

確かに、大脳生理学的に言えば「新皮質」「旧皮質」といったような分け方をすべきかもしれませんが、私がこれからお伝えしたいことを説明していくうえでは、それは必ずしも使い勝手が良くありません。むしろ、皆さんが日常的に使い慣れているこの「頭」や「心」という言葉のほうが、きちんと定義づけして用いさえすれば、意外に奥行きがあって、人間のからくりを理解するためには大変有用なツールなのです。

不安な感情は、「心」ではなく「頭」が生んだもの

基本的に動物は、「心＝身体」のみでできていると考えられます。図1に示したように、文字通り「一心同体」で「心」と「身体」はつながっています。ですから、決して「心」と「身体」は、矛盾したり対立したりすることがありません。喉が渇けば、水を飲みに行く。眠くなれば、寝る。実にシンプルです。

しかし、そこに進化の過程で「頭」という部分がどんどん発達してきて、人間というものが誕生しました。この「頭」は、物事の効率化を図るために発達してきた部分です。一度うまくいったことをもう一度うまくやるとか、一人が見つけた獲物の居場所を仲間に知らせるとか、つまり、「二匹目のドジョウ」を狙うための機能を果たす部分なのです。

「頭」は理性の場であり、コンピュータのような働き、つまり情報処理を行う場所です。ここでは主に、記憶・計算・比較・分析・推測・計画・論理思考などの作業が行われます。

「頭」はシミュレーション機能を持っており、「過去」の分析や「未来」の予測を行うのは得

意ですが、「現在」を把握することが不得手です。そのため、「いま・ここ」を生きることはできません。ですから、「過去」の後悔や「未来」の不安などシミュレーションに基づいて引き起こされる感情は、「心」由来ではなく「頭」由来なのだということになります。

また、「頭」は、must や should の系列の物言いをするのが特徴です。「〜すべきだ」「〜してはならない」「〜に違いない」といった感じです。そして、「頭」は何でもコントロールしたがるという特徴があります（そもそも「頭」の目指す効率化ということは、うまくいくように事象をコントロールすることにほかなりません）。

「頭」によるコントロールの鉾先《ほこさき》は、外界の事象に向けられるだけでなく、自分自身の「心」や「身体」にも向けられます。先の図1のように、「頭」と「心」の間には蓋のようなものがありますが、「頭」が「心」にコントロールを加える時にはこの蓋を閉め、「心」からの発言を遮断してしまいます。そうすると、「頭」vs「心＝身体」という二つの自分に分かれてしまうことになります。

人間に生ずるさまざまなトラブルは、すべてこの内部分裂や両者の対立によるものなのですが、「うつ」のからくりを解く鍵も、まさにここにあるのです。

「頭」は「心」を見下している

さて、一方の「心」とは、感情・欲求・感覚・直観が生み出される場と定義されます。先ほどの「頭」は「過去」と「未来」を得意としていましたが、「心」のほうはもっぱら「いま・ここ」つまり「現在」に焦点を合わせます。「頭」の計画性とは対照的に、「心」は自在な即興性を備えた場所です。

「心」が使う言葉は、want to や like の系列で、「〜したい」「〜したくない」「好き」「嫌い」などです。「頭」のように論理的思考を行いませんから、決して理由をくっつけた物言いをせず、いきなり結論だけを言ってくるのが特徴です。しかし、それは理由がないからといって決してデタラメなのではありません。

「心」はそもそも、「頭」とは比べものにならないほど高度な知性と洞察力を備えていて、直観的に対象についての本質を見抜き、瞬時に判断を下します。しかし、その判断があまりに高度で、その理由も一々は明かされないので、情報処理という不器用なプロセスを必要とする「頭」には、ほとんど解析不能です。

ただし、近代以降の人間は「頭（理性）」の思い上がりが強くなってきているので、「頭」は「心」の出した結論を「気まぐれで当てにならないもの」と決めつけ、却下してしまう傾向があります。そして、これが人間のさまざまな不自然さや病を引き起こす原因の根本にあるので

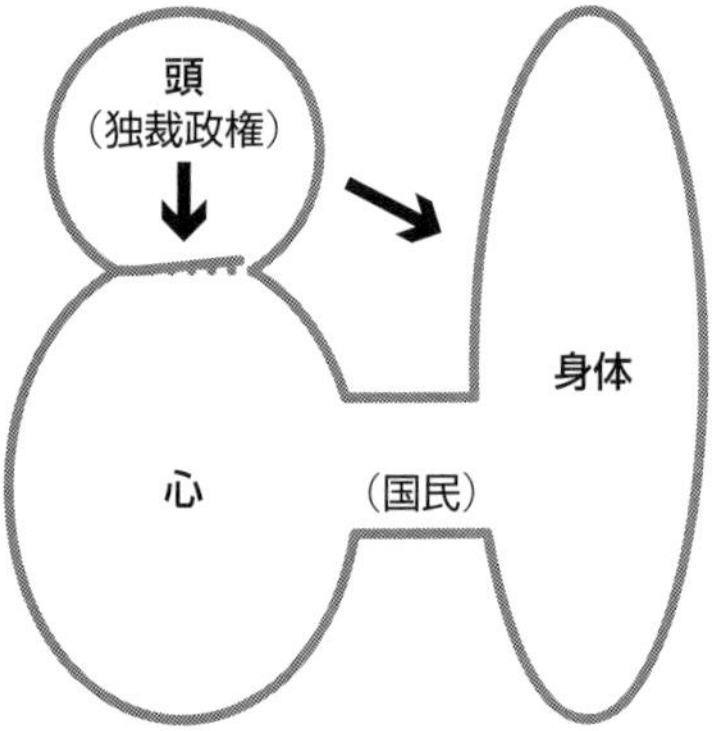

図2　「頭」による独裁体制

はないかと考えられます。天気予報が外れた時に「予報は正しいのに、天気のほうが気まぐれなんだ」と考えるような本末転倒が、私たち現代人の内部では日常的に起こっているのです。

「うつ」は心と身体のストライキ

それではいよいよ、「うつ」の状態について見ていきましょう。

生き物として人間の中心にある「心＝身体」に対し、進化的に新参者として登場してきた「頭」が、徐々にその権力を増大し、現代人はいわば、「頭」による独裁体制が敷かれた国家のような状態にあります（図2）。

これに対して、国民に相当する「心＝身体」側が、「頭」の長期的な圧政にたまりかねて全面的なストライキを決行します。もはや、「頭」の強権的指令には一切応じない。これが「うつ」の状態なのです。中には、過酷な奴隷扱いがあまりに長期間にわたった結果、「心=身体」がすっかり疲弊してしまい、ストライキというよりも、潰れてしまって動けない状態になっている場合もあります。

「精神力」の強い人こそ危ない

私はこれまで「うつ」のクライアントをたくさん診てきましたが、どの方にも共通して認められる特徴があります。それは、意外に思われるかもしれませんが、意志力の強さと我慢強さです。

こういった特徴とは、先ほどの説明になぞらえれば、「頭」のコントロール力が強いということであり、「頭」が「心=身体」に強権的に命令をし、クレームなど一切聞き入れないような体制がガッチリ敷かれている状態なのです。

ですから、発症前までは責任感が強く完全主義的でありながら、同時に他者への配慮も欠かさないようないわゆる「過剰適応」であった人たちが、その果てに「うつ」に陥ってしまうパターンが多く認められます。

巷で「精神力」と言っているのは、まさにこの「頭」の強権的コントロール力のことなのですから、むしろ「精神力の強い人こそ、『うつ』になるリスクが高い」と言うべきなのです。

「頭」の支配から脱却せよ！

「うつ」のこのようなからくりが分かれば、誰が考えても、その解決は自分の内部の「民主化」を行う以外にないことは明らかです。つまり、「頭」支配から脱却し、「心＝身体」に主権を戻すことが必要なのです。

しかし、それでも「頭」は「心＝身体」のストライキに対して以前にも増して「働け！」と鞭を振るい続け、それに応じない自分自身を「生きる価値のないダメな奴」と見なし、自殺願望を抱くまでに自分自身を追い詰めてしまいがちなのです。

このように、わけあって「心」が動かなくなったのが「うつ」の状態の真の姿です。ですから、事の表面だけを見てこれを「心が弱いから」「精神力が足りないから」と捉えることは、実態とはずいぶんかけ離れています。

なぜ一般的に「『うつ』の人を励ましてはいけない」と言われるのか、なぜ「うつ」の人を叱ったり発破をかけたりすることで事態が解決しないのか等々について、このような「うつ」のからくりが理解できれば、すんなり納得がいくのではないでしょうか。

2

「うつ」は、自覚できるとは限らない

得意先への電話がかけられない!

Aさんは、大手の事務機器販売会社に入社して八年目の営業マン。いくつかの販売店や小さな支店を経て、二年前から現在の都心部の支店に勤務しています。大口の得意先をいくつも任されていますが、それに甘んじることなく新規の顧客開拓にも力を注いできました。

部内でも常にトップランクの業績を上げ、何度も社内表彰されたこともあります。もともとが体育会系の出身なので、健康と体力だけは誰にも負けない自信がありました。「どんなことでも、やるからにはとことんやる!」というのがAさんの信条で、ちょっとでも納得のいかない点があれば深夜になるのもいとわずに仕事をしました。そんな徹底主義・完璧主義は、ひそかに彼の誇りでもあったのです。

ある時、商品納入で予期せぬ大きなトラブルが発生しました。

製造元の事情で、納品が予定期日に全然、間に合いそうにないというのです。得意先は大手企業の本社で、Aさんの日頃の営業努力の甲斐もあり、ある機器の大量購入を決断してもらえたのです。Aさんにとっては、ここ一番という大勝負。それが、このままでは信用をなくす結果に陥ってしまう。Aさんは大いに悩みました。

しかし、その後の誠実な対応が功を奏して、どうにか得意先にも事情を理解してもらえ、最終的には得意先にも喜んでもらうことができたのでした。

しかし、その頃からAさんの様子にいろいろと変化が現れるようになりました。

前ならば何ということもなかったはずの、得意先へのほんの電話一本がかけられないのです。先日のトラブルとまったく関係のない得意先であっても、とにかく電話自体が怖くなってしまっている。そして、気づくと何時間も逡巡してしまっているのです。

電話だけでなく、簡単な書類一枚を作るのも、メールを一本打つのも、どうでもいいところで引っかかってしまい、何をするにも以前の二倍も三倍も時間がかかるようになり、その分、残業時間は延び、休日出勤も増えてきていました。

パソコンに向かいながら、知らず知らず意識が遠のいて、深い眠りに落ちることもしばしば。様子の変化に気づき始めた上司からも「いつもの君らしくないなあ。体調でも悪いのか？　そういえば、近頃顔色が悪いぞ」と言われる始末です。自分でいくら気をつけようと思っても、どうにもならない。どうしようもない時には、ついにAさんはトイレに入って仮眠をとるようにもなってしまったのです。「どんなに睡眠不足でも、いままでこんなことはなかったのになあ……」と、自分のことながら途方に暮れ始めていました。

ある朝突然、身体が動かなくなった

朝は、眠気とだるさで、洋服を着替えるにも妙に時間がかかるようになってしまい、ほんのネクタイ一本が選び切れない。クローゼットの前で呆然と立ち尽くして、気がつけばもう家を出る時間。うかうかしていたら電車に間に合わない。そんなことは重々分かっていても、身体がテキパキと動いてくれないのです。

ある朝のことです。

重たい身体を引きずってどうにか玄関に立ったAさん。玄関で靴を履こうとしたところで、ついに、まったく動けなくなってしまったのです。

「いったい何が起こったんだ?」「俺は、どうしちゃったんだ?」

頭の中を、そんな疑問がグルグルと駆けめぐります。しかし、どうやっても身体は動こうとしません。気づくと、涙があふれてきています。

「悲しいことなんか何もないのに、どうして俺は泣いているんだ?」

様子がおかしいと気がついた妻が玄関に駆けつけてみると、そこには、呆然とした表情で目には涙をいっぱいに溜めた夫が、立ち尽くしていました。

「どうしたの？　何かあったの？」と声をかけてみても、すぐには答えが返ってきません。しばらくして、やっと重たい口が開きます。「なんにも……でも……どうしても、身体が動かないんだ！」

そして、子供のように泣きじゃくる夫の異常な姿を見て、妻は「これはただ事ではない」と、すぐに病院を受診させることにしたのでした。

Aさんの「うつ」は、このようにして始まったのです。

「うつ」は自覚できないこともある

このAさんのように、「うつ」は、必ずしも典型的な抑うつ気分（落ち込んだ気分）から始まるとは限りません。「心」の叫びは、初期の段階では、「身体」のさまざまな不調として現れてくることも珍しくありません。

Aさんの例で見てみますと、まずは「電話がかけられない」という異常が起こり、徐々に集中困難、作業能率や判断力の低下、疲れやすさ、全身倦怠感、眠気などが見られるようになって、ついに出勤時に「動けない」状態に陥りました。そして、本人にも不可解な涙まで出てきています。

私がこれまで実際に経験したさまざまな「うつ」のケースを思い起こしてみても、初期症状として現れた身体症状には、かなりのヴァリエーションがあります。

例えば、胸の痛み、過呼吸発作（過換気症候群）、手の震え、声が出ない（失声）、吐気、食欲の減退、性欲の減退、冷汗、めまい、頭痛、胃痛（胃潰瘍、胃炎、胃痙攣）、下腹部痛、動悸、喉に物が詰まったような違和感、眼痛、肩こり、腰痛等々、実にさまざまです。

「仮面うつ病」という病名があります。どこかで聞いたことがあるかもしれませんが、これはそもそも masked depression の訳語で、「隠されたうつ病」という意味です。つまり、身体症状だけが前面に現れている状態なので、「うつ」であるとは全然自覚されずに、身体の病気と捉えられてしまう病態を指します。訳語が不適切なため、何か「仮面」のように無表情な顔をしている「うつ病」のことだと誤解している向きもあるようですが、そうではありません。

ですから、「仮面うつ病」の場合は、本人も身体疾患だと思っているので、初めは内科などを受診することが多いのです。精神的な自覚症状が本人にないのですから、内科医も「うつ」が隠れていることを見過ごしてしまって、気づかず内科的治療だけを続けてしまうこともあるかもしれません。

Aさんの場合は、集中困難や眠気等の精神的症状も現れていますので、診断上は厳密な意味で「仮面うつ病」には当てはまりませんが、精神的な問題であるという自覚がない点において

図3　「心」のSOSが頭に届かない

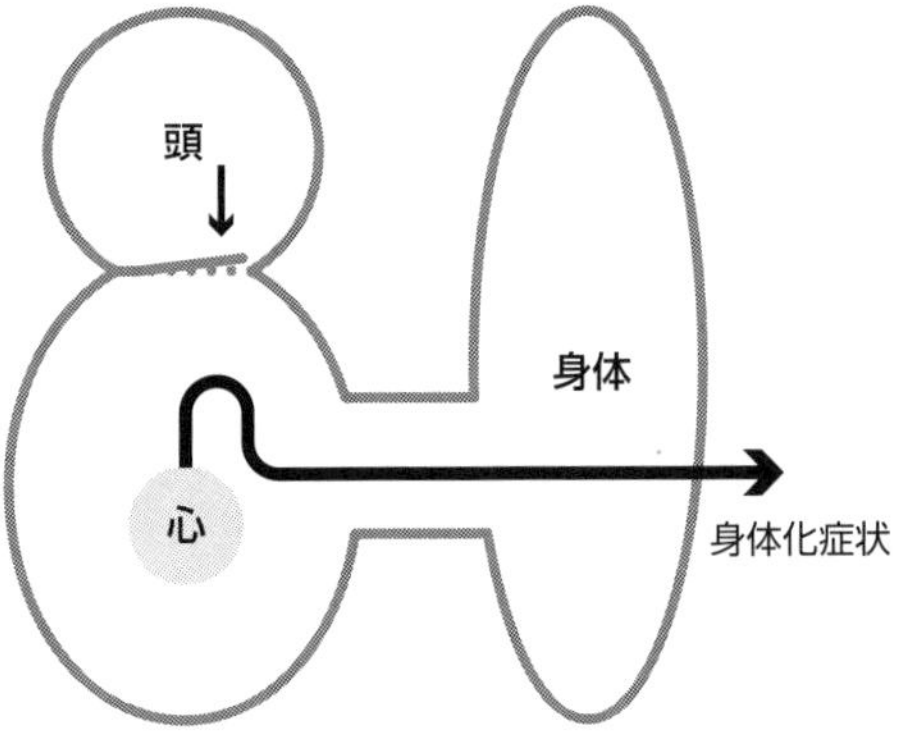

は、似かよっていると言えるでしょう。

「身体」に症状となって現れる「心」のSOS

図3を見てください。

「頭」が強権的に自分全体を支配している状態では、「頭」によって「心」との間の蓋が、強力に閉められてしまっています。すると、「心」が出すさまざまなSOS（警告）は「頭」に聞き届けられません。つまり、SOSは意識にキャッチされないまま、自動的に却下されてしまうのです。

さて、SOSを出しても「頭」に聞き入れられないとすれば、「心」は次の手段に打って出ます。「心」は一心同体の同盟者である「身体」に協力を要請し、何らかの身体症状を出現させることで、「頭（意識）」に危機的状況にあることを知らせようとするのです。これを専門的には「身体化症状」と言います。

身体症状という暗号をどう解読する？

つまり、「うつ」において出現するさまざまな身体症状は、どれも「心」から発せられるSOSのシグナルがその正体なのです。しかし、もし症状がデタラメな現れ方をしたとすれば、本来の目的であるシグナルとしての役目を十分に果たすことができません。ですから、症状は必ず「何についてのどんなSOSなのか」というメッセージが込められた表現形をとります。

しかし、このメッセージはいわば「身体言語」というものに暗号化（コード）されています。ですから、これを適切に受け取るためには、暗号解読（デコード）が必要になってきます。難しそうに感じるかもしれませんが、この暗号解読はコツさえつかめば誰にでもある程度できるものです。

端的に言えば、この暗号は象徴化（比喩化）というコードによって行われているので、それを読み解けばよいのです。つまり、身体症状を一種の比喩として捉えてみればメッセージが見えてくるわけです。

しかし、そう言われてもピンと来ないかもしれませんので、もっと簡単に説明しますと、身体症状とは「心」の「ある目的」を実現するために理にかなったことをしてきているに違いない、と考えてみればよいのです。そういう見方さえできれば、身体症状を手掛かりにして「心」が訴えたいメッセージを知ることは、さほど難しいものではありません。

例えばAさんの場合、まず仕事そのものを妨げる諸症状が現れ、次いで出社そのものをも邪魔するような判断力低下・動作緩慢も出現してきました。しかし、それでもSOSを受け取ってはもらえなかったので、ある朝ついに出勤そのものを阻止するように、身体を動かなくして実力行使に出たのだ、と考えられるのです。つまり、そこに込められたメッセージは、「このままの過酷なやり方で仕事を続けていくことはもうやめてほしい」という叫びであったと読み取れるのです。

自分を「うつ」に追い込まないために

日々のさまざまなストレス状況を生きている私たちが、自分自身を「うつ」に追い込んでしまわないためには、「身体」にかすかに現れた変調を早目に察知し、「心」のシグナルを受け取れるような心構えを作っておくことが大切です。

身体の不調を、ただ「困ったこと」と受け取るのではなく、「これは何を言っているのだろうか？」という問いを持つこと。そして、それを手掛かりに、自分の「心」に耳を傾けてみること。これを続けていくことで、少しずつ「頭」と「心」の間の蓋が開き、より調和のとれた状態の自分になっていきます。それは、単に「うつ」を遠ざけるのみならず、自然体で生き生きした、本来の自分の姿を取り戻すことにもつながる大切な心構えなのです。

3 「うつ」の人が遅刻や無断欠勤を繰り返すのは、責任感が足りないから？

遅刻が止まらない！

「遅刻をするのは、自分にだらしない証拠だ。もっと責任感を持ってきちんと自己管理すべきだよ」

今月に入って半分以上遅刻が続いてしまった事務職のK子さんは、ついに上司からも注意を受けてしまいました。さすがにここまで遅刻が続くと、上司だって黙って見過ごすわけにいかないのは当然です。K子さん自身も、どうにか直さなきゃと思ってはいても、自分でもどうにもならない泥沼状態にはまってしまった感じで、途方に暮れていたところでした。

「明日こそ、絶対に遅れないようにしよう！」

K子さんは、そんなふうに毎晩寝る前に強く思うのですが、翌朝になるとぼんやりした意識の中で目覚まし時計を知らぬ間に止めてしまって、そのまま意識を失い、気がついた時にはもうどんなに頑張っても間に合わない時間になってしまっているのです。

K子さんは決してもともと時間にルーズなほうではなかったし、いわゆる遅刻魔などでもありませんでした。むしろ、責任感も強く、どちらかというと几帳面な性格の持ち主だったのです。

しかし、先月あたりからポツリポツリ遅刻するようになってきて、その後徐々に頻度が増えてきて、今月に入ってからはどんどんひどくなる一方なのでした。

ついに、無断欠勤

上司に注意を受ける前から、K子さん自身も「みんなが普通にできていることもできない自分なんて、社会人として失格。意志の弱い人間で、みんなに迷惑ばかりかけている」と、痛いほど自己嫌悪していました。

しかしそんなふうにいくら反省を重ねても、ただ自信をなくして自分が嫌いになる気持ちを強めるばかりで、状態の改善にはちっともつながりませんでした。

ある日のこと、妙にシーンとした空気感の中で目覚めて、時計に目をやったK子さん。

「えっ？　まさか……！」

もう、会社の始業時間はとうに過ぎていて、いまから支度して急いでも会社に着く頃には昼休みの時間帯になってしまう。

上司に注意を受けて間もなく、またしてもこんな大遅刻では、もう合わせる顔もありません。同僚たちのあきれ返った冷たい視線も想像されます。そうかと言って、仮病を使って休むにしてもこんな時間になってからでは、手遅れ。ああ、どうしよう……。

そんなふうにあれこれ思い悩んでいるうちにどんどん頭は混乱して、会社へ行くことも電話をすることもできないまま、K子さんはもう何もかもどうでもよくなって、ただただ消えてしまいたい気持ちになりました。そして、解決とは正反対のむちゃくちゃな行動だと分かっていながらも、再び布団にもぐり込んでしまったのです。

こうして、K子さんは無断欠勤を重ねていくようになりました。

遅刻と「うつ」の関係

ここでまずお断りしておかなければならないのは、遅刻は必ずしも「うつ」にだけ見られる現象ではないということです。慢性的に遅刻癖のある人も珍しくありませんし、「強迫神経症（強迫性障害）」など他の病態の場合でもいくらでも遅刻は起こり得るからです。もちろん、社会性が身についていないような人の遅刻も大いにあり得るでしょう。

しかし、それまで遅刻癖もなかったような人が、ある時期を境にして遅刻が急激に増えて、ついには無断欠勤にまでいたってしまうような経過が見られた場合には、その人が「うつ」の状態に陥っている可能性が高いと考えられます。

このK子さんの場合は、その意味ではかなり要注意な状態にあると言えるでしょう。そして、上司の発した「自分にだらしない」「きちんと自己管理すべき」という注意は、この場合にはまったく役に立たなかったどころか、むしろ逆効果になってしまったのです。

遅刻のからくり

さて、遅刻とはどのようなからくりで起こるものなのか、ここで詳しく考えてみましょう。

「頭」は「心＝身体」との間の蓋を閉めてしまっています。そして、寝ているということは、つまり「頭」が寝ている状態なのですが、目覚まし時計が鳴った時には半分覚醒したぼんやりした意識の中で、こう考えます。「いまこの目覚まし時計を止めても、きっと自分は、五分後にきちんと目覚めるはずだ」と。

ところが、「心」のほうは自然児そのものですから、「頭」が考えるような責任とか義務感などとはまったく関係なく、「まだ眠いから、このまま寝ていたい」と思っています。「身体」は「心」と一心同体なのですから、目覚まし時計を止めて目を閉じたら最後、決して五分後に目

図4　「頭」の考えと「心」の思いの食い違い

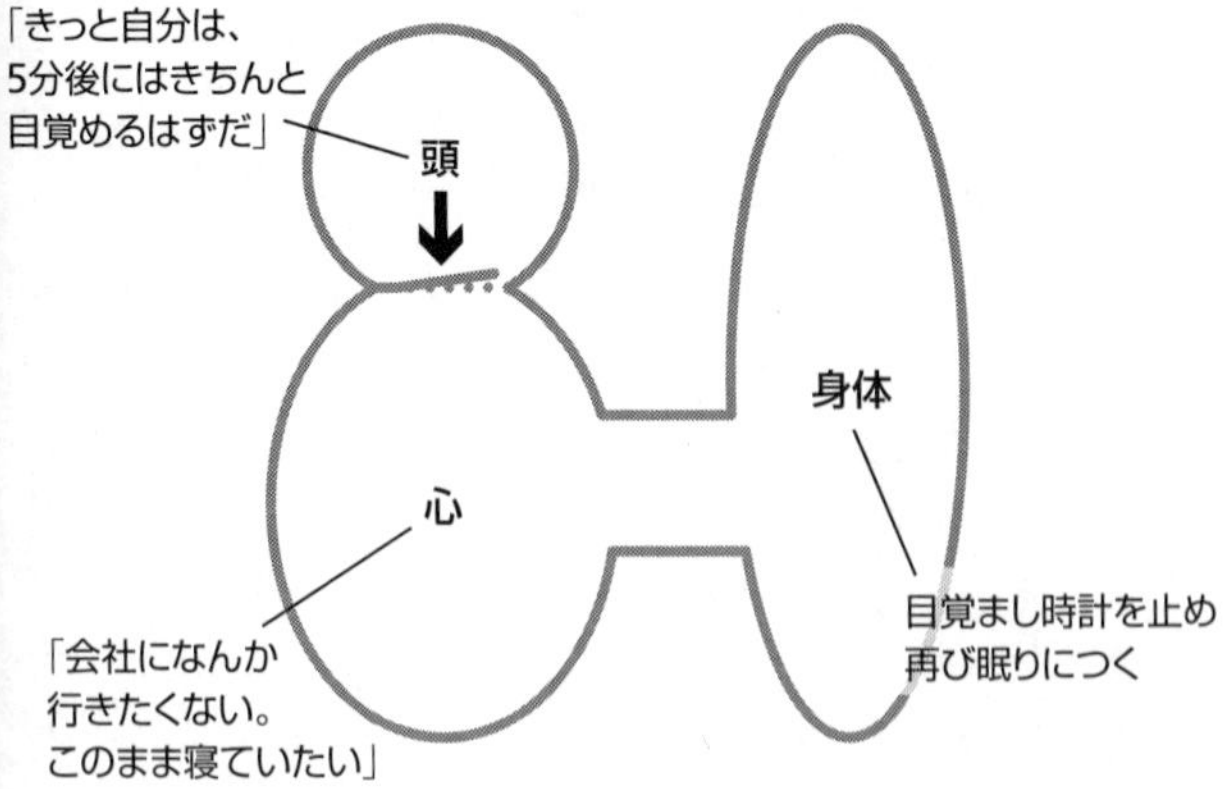

覚めるなどという奇跡を起こしてはくれないのです。

「頭」が蓋を閉めているために、「頭（意識）」は「心」の正直な声を聴くことができていません。

そのため「頭」には、手前勝手に設定した「あるべき自己」しか見えていません。つまり、「きちんと起きるべきだ」という「頭」の考えが、「自分はきちんと起きるに違いない」という間違った自己認識にすり替えられてしまっているわけです。

また特に、寝覚めの時には「頭」自体がまだぼんやりしていますから、「頭」お得意の意志力による「心＝身体」への強権的コントロールは、うまく機能しません。よって、「心」の刹那《せつな》的な「このまま寝ていたい」が勝利を収めることになりやすいのです。

責任感が足りないから遅刻するのか？

K子さんは、上司から責任感が足りないと指摘され、「きちんと自己管理すべきだ」と言われてしまいました。しかし、K子さんはいくら気をつけようと思っても、結局のところ遅刻を繰り返してしまい、そんな自分自身を自己嫌悪するという悪循環に陥っています。

ここで、「あるべき自己」と「ある自己」という言葉を使って、この心理状態を整理してみましょう。

遅刻してしまう状態の人は、自己イメージが「あるべき自己」一色になってしまっていて、実際の「ある自己」が見えなくなってしまっています。ですから、「自己管理すべき」とか「責任感が足りない」といったフレーズを用いていくら叱責しても、それは「頭」の「あるべき」ばかりを強化するので、まったく逆効果にしかならないわけです。

自分に謝ることが大切

ところで、この「遅刻」というものについて、時間軸を過去にたどって眺めてみると、せいぜいここ百数十年程度しか存在していない、極めて新しい観念であることが分かります。つまり、時計という反自然的で機械的なものに人間が束縛されるようになって、初めて「遅刻」という人為的な事態が招来されたのです。

大自然由来の「心＝身体」にしてみれば、季節や気候、体調などにお構いなしに機械の刻む時間に合わせて起きなければならないことなど、不自然極まりないことであり、それを望むはずもありません。ですから、社会化された「頭」の命令に強制されてしぶしぶ起きているのが実状なのです。

「あるべき自己」とは、現代社会のルールに則った「社会人ごっこ」の世界の中で望ましいとされている姿にすぎず、「ある自己」のほうはかなり無理をしてそれに合わせてくれているわけです。私たちは、少なくともこのようなことに自覚的であることによって、「自己管理」とか「自己コントロール」といった「頭」中心の発想から少しでも自由になることができるでしょう。ですから、「こんな時代に生まれたので、いつも不自然な無理をかけて申し訳ない」といった謝罪といたわりの気持ちを自らの「心＝身体」に向けることが大切なのです。

4 遊びには行けても、会社には行けない
——これは本当に「うつ」なのか？

「うつ」なのに遊びに行っている？

出版社で課長職にあるTさんの部下E子さんは、「うつ病」で半年前から休職中です。

E子さんの休職は「うつ病のため、自宅療養を要す」という医師の診断書が提出されている正式なものなのですが、上司であるTさんは内心、「E子さんは本当にうつ病なのだろうか？」と疑問を抱いています。

以前からE子さんは、仕事がいよいよ忙しくなるという時期になると決まって体調不良を理由に休み始める、というパターンを繰り返していました。そのことは、グループ管理者としてのTさんの頭をずいぶん悩ましていたのでした。

E子さんのこの傾向は年々ひどくなってきていて、当然、部課内のほかのスタッフたちも、もうすっかりE子さんを当てにしないような雰囲気になってきていました。そして、皆がひそかに予想していた通り、E子さんは半年前についに本格的な病気休職に入ったのです。

「結局、彼女は大変な仕事はしたくないってことなんでしょ」

「あれはきっと、最近よく言われてる『偽うつ』なんじゃない？」

「まあ、仮病の一種だよな。だって、聞いた話じゃ自宅療養中なのに、旅行とか行ったりして、楽しく遊んでるらしいぜ」

「えーっ本当？　それって、絶対『うつ』じゃないわ！　だって、私の叔母さんが前に『うつ』になったことがあるからよく知ってるけど、『うつ』の人って、全然動けなくなったりして、ちょっと外出するのさえ一苦労っていう感じになるものなのよ」

部下たちのこんなやり取りも、Tさんの耳に入ってきます。

Tさんには、「うつ病」とはいったい何なのか、だんだん分からなくなってきていました。折に触れて「うつ」に関する本やTVの「うつ」特集などを気にして見もするのですが、言っていることがそれぞれ微妙に食い違っていたり、そこで言われている「うつ」にはE子さんの状態が当てはまらないところもあって、どこか判然としないのです。

医師も戸惑うほど変わる「うつ病」の定義

このTさんのように、「うつ」に関して、分かるようで分からないという感想を持っている方も決して少なくないことだろうと思います。

実際、現場で臨床をしている私自身も、近年、目まぐるしく「うつ」についての定義や情報が変化してきていることに、正直なところ、かなり戸惑いを覚えているほどです。ですから、一般の方たちにとってはなおのこと、分かりにくい状況だろうと思います。

さて、このE子さんがはたして本当に「うつ」なのかどうかを考える前に、少々専門的な内容ですが、いくつか説明しておかなければならないことがあります。

診断法が変わってきたお家事情

そもそも従来の日本の精神医学・医療は、ドイツ流の精神医学に倣った診断学を基礎にして、診断や治療を行っていました。そして「うつ病」と言えば、主に「内因性うつ病」というものを指していたのです。これは、今日では「典型的うつ病」「古典的うつ病」と言われたりします。ここに躁状態も加わっている場合には、これを「躁うつ病」と呼びました。

また、同じく「うつ状態」が認められるものでも、神経症的な傾向がベースにあって起こったものについては、「抑うつ神経症（神経症性うつ病）」という別の診断を下して、「内因性うつ病」とは区別していました。それは、症状の重症度や性質が異なり、病気の経過も違ってきますし、何よりも治療法自体がずいぶん違うものだからなのです。

そしてまた、他の疾患の一症状として「うつ状態」が起こっている場合には、その原疾患で診断するのであって、決して「うつ病」という診断名にはならなかったのです。

ところが近年、アメリカ精神医学会が作り出したＤＳＭという診断基準や、ＷＨＯ（世界保健機関）が作った診断マニュアルのＩＣＤというものが登場し、あっという間にこれらが診断法の主流の座に取って代わったのです。

これらの診断法は、とにかく表に現れている症状のみで診断し、原因は問わないようなもので、「操作的診断法」と呼ばれます。

そもそも身体の病気と違って、目に見える根拠をもって診断することのできない精神領域の病気の場合、学問的・哲学的見解の相違によって医者ごとによる診断のバラツキがある、という大きな問題がありました。そのため医療情報の共有や統計処理上にさまざまな不都合も生じやすかったのです。そこで、既定のマニュアルに従って症状さえ観察すれば、普遍性を持って誰でも客観的に診断できるこの操作的診断法が考案されたわけです。

現れている症状だけで診断することの問題点

しかし、これがかなり特殊な診断法であることは、身体病に置き換えてみれば簡単に理解できます。

例えば、咳が起こる状態をすべて「咳障害」と診断するようなものですから、原因が風邪でも肺結核でも肺癌でも、同じ診断名になるわけです。しかし、この場合に、診断名が同じだからといって治療法まで同じにしてしまったら明らかに大変なことになってしまいます。そのため、従来の診断とは区別をつける必要があり、操作的診断法では、「〜病」という言い方をなるべく避けて、「〜障害」という表現になっていることが多いのです。

もちろん、症状の性質の細かな違いや持続期間の違い、反復される程度等、細かな項目を立てることによって、この例のように極端なことにならないように工夫はされているのですが、それでもやはり診断法としては不完全なもので問題点も多く、何年かごとにマニュアルが見直されバージョンアップを繰り返している、いわば過渡的な診断法なのです。

ですから、臨床的にどのような治療を施すべきかを判断するうえでは、やはり奥行きのある従来の診断学の見方や考え方を使わないわけにはいかないのが、正直なところです。

新しい診断法で「うつ」が広がってしまった！

このように操作的診断法が主流になった現在、「うつ状態」「抑うつ気分」というものがある程度以上認められれば、その病態がいかにさまざま違うものであったとしても、「うつ病」（正確には「うつ病性障害」「気分障害」）の診断が下される傾向が強まりました。

しかし、一般の方が「うつ病」という診断を聞いた場合に、きっと一つの「うつ病」という「病気」があるとイメージされることでしょう。ここに、「うつ」についての分かりにくさや混乱、誤解が生まれやすくなった原因があると考えられます。

このような現在の状況で「うつ病」と診断が下った場合に、その中身として推定される代表的なものには、大まかに次のようなものが含まれていると考えられます。少々専門的になりますが、ここに列挙してみましょう。

・内因性うつ病（典型的うつ病、古典的うつ病、大うつ病性障害）
・躁うつ病（双極性感情障害、双極I型障害、双極II型障害）
・非定型うつ病（俗に「プチうつ」と言われることもある）
・パーソナリティ（人格）障害（自己愛性・境界性・回避性・情緒不安定性等のパーソナリティ障害）
・神経症（抑うつ神経症、パニック障害、強迫神経症、対人恐怖症、社会恐怖症等）
・摂食障害（過食症、拒食症）
・適応障害
・気分変調症
・軽症うつ病（これも「プチうつ」と言われたりしている）

ここで個々の病態について詳しく説明することはしませんが、これらの病態の中には、抗うつ剤が不可欠なものもあれば、逆にそれがまったく無効なものや、むしろ悪化させるおそれのある病態もあります。また、精神療法やカウンセリングがとても重要なものもあれば、環境調整が不可欠なものもあります。とにかく休養してエネルギーを充電すべき病態もあれば、いくら休んだところで何も解決しないものもあるのです。

つまり、今日「うつ病」と診断されるものには、これほど多種多様な病態が含まれているわけです。

「偽うつ」はあるのか?

さて、先述のE子さんの例に戻って考えてみましょう。はたしてE子さんは「偽うつ」つまり「仮病」なのでしょうか?

ここでは、その可能性をゼロとは言い切れないとも思いますが、しかし少なくとも私は、これまでそのようなケースを経験したことは一度もありませんし、もし「偽うつ」の人が来られた場合でも、専門家としてきちんと観察しさえすれば、それを見分けることは十分に可能であると考えます。

E子さんのようなケースで推測されるのは、「抑うつ神経症」「非定型うつ病」「適応障害」「パーソナリティ障害」あたりの病態です。

これらの場合では、「内因性うつ病」のように全般的に行動ができなくなることはまず稀で、「会社」「職場」といった特定の場面に限定して「うつ」という拒否反応が起こることがしばしばです。つまり、ある場面に対して一種のアレルギー反応のようなことが起こるのです。ですから、その意味では「遊びには行けても会社には行けない」ということも、十分にあり得ることだと考えられます。

ただし、これを単に「うつ病」であると本人に告知・説明しただけで漫然と服薬と休養中心の治療を行ったとしても、まず改善は見込めないだろうと思われます。このようなケースに必要なのは、精神療法によって職場への拒否反応が起こってくるからくりを解明し、今後本人がどう変わりどちらに進んでいくべきか自覚できるように援助し、そのうえで、同じ職場に戻ることがふさわしい選択なのかどうかを丁寧に見極めていく作業なのです。

このE子さんのようなタイプの「うつ」について、次節でも引き続き、掘り下げて考えてみることにしましょう。

5 「うつ」で休職中の私が、なぜ遊びには行けるのか?

先ほどのE子さんのケースについて、ここではE子さん側に視点を移して、彼女の中でいったい何が起こっていたのかということについて考えてみましょう。

小さなつまずきのはずが……

　E子さんは、有名私立大学を卒業後、念願だった出版社に就職しました。当初はかなり張り切って、意欲的に仕事を覚え、残業も意に介さず頑張っていました。部内での人間関係もとても円満で、与えられた仕事はきっちりこなすしっかりした仕事ぶりで、上司のTさんも、良い新人が入ってきたと高く評価していました。

　そんなE子さんが不調を感じ始めたのは三年前、上司のTさんからある企画内容について軽い注意を受けたことがきっかけでした。

「君の思い入れは分かるけど、ちょっとこれはこの仕事の本筋からズレてしまっていると思うんだ。理想論としては君の言う通りだけど、会社が求めている内容は、もう少し一般受けするものなんだよ」

　E子さんは、その企画についてはかなりの自信を持って入れ込んでいただけに、Tさんの言っていることは頭では分かるけれども、どこか自分の存在価値が否定されたように感じてしまったのです。

「はい、分かりました。すみません。もう一度練り直してみます」

　E子さんはいつもの笑顔でどうにかその場はやり過ごしたものの、仕事が終わって一人暮らしの部屋に帰ると無性に虚しくなってきて、気づくと、買い置きしてあったスナック菓子やインスタント食品を、お腹も空いていないのに次々に無茶食いしてしまったのです。食べている最中は、まるで何かに取りつかれたかのような感じで、何の感情もありませんでした。

正気に戻って、散乱したゴミの山を見たE子さん。「何をやってるんだろう！　私って、本当にダメな人間なんだ」と強い自己嫌悪に陥りました。しかし、この日を境に、E子さんは過食をするのが習慣になってしまったのです。

自己嫌悪から自信喪失へ、身体にも現れる〝異変〟

希望に燃えて就いた仕事だったのですが、「頑張ったからといって必ずしも評価されるとは限らない」という現実を、E子さんは受け止め切れずにいました。学生時代までは、E子さんの努力は常にプラスに評価されてきたからです。

「ちょっと真面目に考えすぎるんじゃない？　もっと力を抜いて発想してみたらいいと思うんだけど」

上司のTさんからこんなアドバイスを受けたこともあったのですが、本当のところではその意味がよく分かりませんでした。「真面目に努力することが大切だ」と幼い頃から叩き込まれてきたために、今度はそれが問題だと言われてもE子さんはただただ混乱するばかり。次第にE子さんは、全体的に自分の考えや感覚にまで自信が持てなくなっていきました。

そのうち、会社で時々強い頭痛や吐気、めまいや腹痛などが起こるようになり、出社すること自体が怖くなってしまい、E子さんは会社を休むことが増えていきました。これらの症状は、繰り返されるたびに重症化し、休む期間もどんどん長くなっていきました。

しかし彼女自身は、この体調不良がメンタルな問題からきているとはまったく思いもしていませんでした。

「大切な仕事だから今度こそ頑張って挽回しなければと思っているのに、どうしてまた体調がおかしくなるんだろう？」とE子さん自身、途方に暮れていたのです。

内科や婦人科等をいくつも受診してさまざまな検査を受けたりしてみたのですが、どこでもこれといった異常は見つからず、判で押したように「ストレスでしょう」と言われるばかり。いくら「ストレス」と言われても、E子さん自身には何のことやらピンと来ませんでした。

しかし、あるところで強く勧められて、不本意ながらも心療内科を受診したところ「うつの可能性があります」と診断され、E子さんはとても驚きました。

「何もしていない自分」を責めるばかりの日々

「うつ病なので、抗うつ剤をしっかり飲んで、自宅療養に専念してください」という説明と指示のもと、E子さんは会社に診断書を提出して、長期の病気休職に入ることになりました。とにかく、ゆっくりと休むことが大切だと言われたので、E子さんはなるべく何もせずに日々を過ごすように心掛けました。

しかし、いくら休んでみても、E子さんは「何もしていない自分」を責めるばかりで、なかなか気持ちそのものが休まるわけではありません。かえって暇な分、マイナスなことばかり考えてしまいます。

そのうえ、だんだん明け方に寝て夕方にやっと起きる昼夜逆転の生活にもなってしまい、これも自己嫌悪の種になってしまいました。医師からは「規則正しい生活リズムにするように」と言われていたのですが、処方された睡眠剤を使っても、もううまく寝つけなくなっていたのです。そして悪いことに、中途半端に睡眠剤が効いた状態の中で、過食は治るどころか逆にエスカレートしていきました。

E子さんは、療養していても自分の状態が改善してきていると思えなかったので、自分なりにいろいろと情報を集めてみるようになりました。

すると、どうも「パーソナリティ障害」と言われているものや、「新型うつ病」とか「非定型うつ病」と言われているような状態に自分は近いらしいと分かり、E子さんは思い切ってこれまでの薬物療法とは別に、精神療法も受けてみることにしたのです。

E子さんは、精神療法を始めてから、徐々に自分が次のような問題を抱えていることが見えてきました。

自分がいかに人からの評価にとらわれてばかりいたのか、また、努力し結果を出さなければ自分には価値がないという窮屈な考え方で、いかに不自然な力を入れて生きてきたのかといったことです。そして、それらの傾向がすっかり染みついていたために、自分で自分の心の悲鳴に気づくことができず、それがひいてはさまざまな身体の不調の原因になっていたのです。

「いい子」を演じてきたことへの反動

幼い頃から、いつも周囲の人間の顔色をうかがって「いい子」を演じてきたE子さん。努力して人に認めてもらうことが、彼女にとっては何よりも大切なことだったのです。

子供の頃から、常に人間関係に敏感で、両親がいつも不機嫌そうにしているのも、自分が「悪い子」だからなのだと感じていました。小学校高学年の頃に学校でいじめを受けたこともありましたが、「自分自身ですら大嫌いな自分なのだから、人からいじめを受けるのも当然だ」と思い、辛くても黙って飲み込んで、親に相談することもありませんでした。

そんな彼女は、自分のことを「価値のない人間」と思い、「価値がない」からこそ人一倍努力して目に見える成果を上げなければ、自分は決して誰からも好かれないだろうし、生きている資格すらないと思っていたのです。

そのため、E子さんは何もしないで一日を過ごすことは悪いことのように思っていましたし、「自分が楽しむために時間を使う」のは何より苦手でした。E子さんにとっての時間とは、常に「何かのためになる」「有意義」なものでなければならなかったのです。

自己否定から徐々に解放され、「心を休ませる」休み方へ

そんなE子さんですから、自宅療養で何もしないでいること自体が「怠け」のように思えてしまい、何度も「自分は本当は病気なんかじゃなくて、きっと怠けたいだけのダメな人間なんだ」と思いました。そして、「会社の人たちに、きっと怠け者と思われているに違いない」とも感じていたので、一日も早く仕事に戻らなければと焦っていたのでした。

しかし、この状態を「怠け者」と思ってしまうことも、自分の心の奥底に根強く巣食っている「自己否定」の産物であることがセラピーの中で徐々に分かるようになりました。そして、徐々にE子さんも「心を休ませる」本当の休み方ができるようになっていきました。

すると、それまではいくら寝てもとれなかった疲労感や倦怠感が少しずつ薄らいできて、不思議なくらいエネルギーの高まりが実感されるようになったのです。最近では、セラピストの助言もあって、「やってみたい」と思ったならば「遊び」にも出かけてみるように、少しずつチャレンジを始めました。

「遊びに行ける」のは、改善の証

「～すべき」「～してはならない」という「頭」の命令に常に従って窮屈に生きてきたE子さんのような人は、自分の「心」の「～したい」「～したくない」という声が聞き取れない状態に陥っています。

そこからまずは、「心」の声が聞き取れるようになり、それを邪魔する「頭」由来の古い価値観（例えば「遊んだりしていてよいのか？」）の存在にも気がつくようになります。そして、その「頭」の批判に惑わされずに、「心」に従った行動ができるように精神療法は援助していきます。

ですから、特にE子さんのようなケースでは、「遊べるようになる」ことは、大きな改善の証でもあるわけです。これは古典的な「うつ病（内因性うつ病）」のケースにも当てはまることで、治療過程の後半で、やはり「遊ぶ」ことが大切になってくるものです。

本人の考え方が、この「柔らかい状態」になっていないまま社会復帰を急いだケースでは、私の経験上、早期に再発してしまう確率がとても高いようです。

6 「うつ」になりやすいタイプ

——病前性格について

「何事も正確に、綿密に……」勤勉で善良なタイプの人が危ない

「うつ」の状態が起こる要因の一つとして、もともとの性格がどうであったのかという問題があります。このように病気が生まれる土壌となる性格を、専門的には「病前性格」と呼んでいます。

古典的なタイプの「うつ病（内因性うつ病）」や「躁うつ病」については、古くから病前性格についての議論が活発になされてきており、中でも代表的な説として「メランコリー親和型性格」と「執着気質」というものがあります。

一九六一年にドイツの精神病理学者テレンバッハが提唱した「メランコリー親和型性格」というものは、次のような特徴を持つ性格を指しています。

☆作業に正確さを求める

☆綿密
☆勤勉
◆良心的
◆責任感が強い
◆対人関係では衝突を避け、他人に尽くそうとする

これらは、いずれも「秩序を重んじる」という点で共通しています。そしてこれらの内容は、大きく二種類に分類できることが分かります。つまり、一つは作業をどう行うかという「作業遂行上の秩序を重んじる」傾向で、もう一つは道徳・責任・人間関係などに関する「社会的な秩序を重んじる」傾向です。先ほどの項目で言えば、ちょうど前半（☆）の三つと後半（◆）の三つがそれぞれに相当します。

「作業遂行上の秩序」は対象が作業ですから、時間と労力を必要なだけ十分にかけさえすれば、その高い要求水準を達成できるかもしれません。しかし、仕事や学業などにおいては大抵の場合、外部からの制約が課せられます。つまり、締め切りで時間が限定されるでしょうし、作業量も自分の都合で勝手に減らすわけにもいきません。

また、「メランコリー親和型性格」の人は、性分として「正確に」「綿密に」行わないと気が

済まないわけですから、作業量は実質的には課せられたものの何倍にもふくれ上がってしまいます。

このようにして過度な負荷がかかり、ついには達成不可能な状況にまで陥ってしまうと、「頭」の過度な要求にたまりかねた「心＝身体」がブレーカーを落とすことになってしまいます。これが「うつ状態」なのです。

「自分に鞭を打ち、衝突を避ける……」責任感が強く良心的な人が陥りやすいワナ

ここに、もう一つの「社会的な秩序を重んじる」傾向も加味して考えてみましょう。

責任感が強く、良心的に業務を遂行すべきだと考える性格ですから、手抜きや期限を破るようなことを自分に許しません。たとえ作業量が多すぎても異議を唱えたりすることなく、自分に厳しく鞭打って、睡眠時間を削ってでもやり通そうとします。

しかし誰にとっても一日は二四時間であり、体力や集中力の持続にも当然限界があるので、それを超えてしまった場合には、どうしても破綻をきたしてしまうことになります。

また人間関係で「衝突を避けようとする」傾向は、いくら自分がそう望んでいるからといって、相手のあることですから、時にうまくいかないこともあるでしょう。相手から無茶な要求を突きつけられた場合や相手が悪意を向けてきた場合、また不誠実な相手との関係などでは、

「衝突を避け、良心的であり続ける」ことは、自分だけがどんなに頑張ってみてもうまくいかず、裏切られたり傷ついたりしてしまいます。

そして、そんな時に「心」から湧き上がってくる怒りや恨みなどの感情すらも「良心的」であろうと考える「頭」によって却下されてしまい、それら行き場のない感情が、「心＝身体」のストライキ、つまり「うつ状態」を招くことになってしまうのです。

病前性格について有名なもう一つの「執着気質」という概念は、精神病理学者の下田光造氏が一九五〇年に躁うつ病者の病前性格として提唱したもので、「熱中性・徹底性・几帳面・真面目・責任感」を特徴とする気質です。熱中性（一度起こった感情が長く強度を持続すること）という項目を除けば、ほぼ先ほどの「メランコリー親和型性格」と重なる内容で、いずれも組織に重宝がられる模範社員・模範学生タイプに相当します。

「遊びには行けても、会社には行けない」新しいタイプの「うつ」になりやすい性格

前節でも触れたような、一見怠けているかのように見える新しいタイプの「うつ」が近年とても増えてきていますが、このようなタイプの「うつ」においては、性格傾向についてどのような特徴があるのでしょうか。

「非定型うつ病」「神経症」「パーソナリティ障害」「適応障害」等が、新しく「うつ」と診断

されることの多い病態ですが、それぞれさまざまな性格傾向の違いはあるものの、対人関係への過敏さ、つまり過度に「他人からどう思われるか」を気にする「神経症性」が存在していることや、不当に自己評価が低く、自分自身を無条件には愛せないといった「自己愛」の問題を根底に抱えている点で共通しています。

この新しい「うつ」に陥りやすいタイプは、傷つきやすい繊細さを奥に秘め、他者からの評価を拠り所にする傾向が強く、それが時には感性の豊かな仕事を生んだり、人並み外れた頑張りを見せる原動力になることもあります。しかし、ちょっとした失敗に挫折感を抱いたり、人間関係による動揺が大きかったりもするような敏感な性格傾向だと言えるでしょう。また、「内因性うつ病」の病前性格として挙げられていた性格傾向も、ある程度混在している場合もあります。

性格は一生変えられないのか？

残念ながら専門家ですら「性格は一生変わらない」と考える向きがあるようですが、これはまったく誤った認識だと言わざるを得ません。

「性格」という概念を掘り下げて考えてみると、それは二つの要因によって構成されていることがわかります。

人にはそれぞれ生まれ持った「資質」というものがありますが、これは一生変わることのない先天的なものです。しかし、「資質」はあくまで「性格」の素材なのであって、それがその後の環境要因やさまざまな人生上の出来事によって、後天的に変化発展していきます。つまり、その人の人生の歴史が「資質」という素材を料理し、「性格」を作り上げていくのです。

「うつ」の問題に取り組んでいくうえで、先ほど述べたように「性格」は、発症の土壌となっている重要な要因です。もしも、この「性格」が変えようのないものだとすれば、治療法としてはひたすらにストレス要因を遠ざけ、症状を投薬によってコントロールする以外にないということになってしまうでしょう。実際、そのように考えているとしか思えない治療が、巷にはびこっているようにも見受けられます。

しかし、この「性格」に対するアプローチが決して不可能ではないことが理解できれば、より根源的な治療の可能性もイメージできるはずです。

短所と長所は同じ資質だった

人は先天的な「資質」を変えることはできませんし、変える必要もありません。「資質」自体は素材なのであって、素材が悪さをすることはないのです。問題となるのは常に、後天的な歴史による「変形」なのです。

短所と長所は同じ資質が異なった現れ方をしたものにすぎません。「資質」のプロフィールは人の数だけさまざまあるのですが、中でも突出して持っている性質を良い形で発揮できれば「長所」となり、誤ってマイナスの評価を下してぞんざいに扱えば「短所」になります。

ロサンゼルス・オリンピックの柔道無差別級で金メダリストとなった山下泰裕氏が、子供時代にはよく喧嘩をして自分を持て余していたけれども、柔道を始めることによって精神的にも安定しついには世界一にまで上り詰めたという逸話などは、まさにそのことを示している好例でしょう。

ですから治療としては、その人の性質を「性格」として大づかみに捉えるのではなく、先天的な「資質」の部分と後天的な要素とを丁寧に選り分けていく作業が大切です。

後天的な要素の中には、「自己愛」の傷つきや「神経症性」を生み出す原因となった「心」の歴史が含まれます。これを丁寧に取り扱って、未消化なまましまい込まれていた感情や認識の歪みなどを整理していくことによって、その人の現在にまで及んでしまっている心理的な呪縛を解いていくことになります。そのうえで、その人の「資質」が最も望ましい形で開花する方向が見つけ出されるよう、ガイドやサポートを行っていきます。

「うつ」を生んでいる土壌とも言える「性格」に対する治療アプローチとは、このような手順を踏むことで十分に可能なものです。この大切な作業を怠った表面的な治療だけでは、いわば手付かずで「うつ」の病根を残してしまうようなものであり、どうしても再発のリスクを残すことになってしまうのです。

第二章

「うつ」を抑え込んではいけない

7　イライラは「うつ」が悪化している兆候なのか？

イライラが抑えられない

「まったく、ちゃんとマナー守れよな！」

朝の通勤時、Nさんは最近やけに、他人の行動が気になるようになりました。うっかりすると後先考えずに喧嘩でもしかねないピリピリした状態になってしまっていて、自分でもとても心配です。

Nさんは、これまでに「うつ」で休職し療養をしたこともありますが、いまではある程度回復したので、通院治療を受けながらも、職場には一年ほど前から復帰しています。

このピリピリした状態は、徐々に職場内でも現れるようになり、仕事を要領よく押しつけてくる同僚や、よく考えもせず業務を丸投げしてくる上司に対して、以前にも増して苛立つようになり、近頃では抑えが利かなくなって、時には声を荒らげて反発するようにもなったのです。

周囲の人たちがそんなNさんを奇異な目で見るようになってきていることは、彼自身も分かってはいましたが、どうにも自分でコントロールが利きません。Nさんは、そんな自分を「感情のコントロールもできない最低な人間だ」と思い、徐々に自己嫌悪に陥っていきました。

「また調子が悪くなってきているのかもしれない……」

このところ寝つきも悪くなってきていたので、Nさんはまた「うつ」が悪化しているのではないかと、とても心配です。

イライラはなぜ起こるのか?

Nさんのように、「うつ」の経過中にイライラしやすい状態が現れることは、決して珍しくないことです。

治療場面においても「最近、イライラするようになってしまったんです」という言葉をクライアントが口にすると、大抵の場合は、これを「衝動性の亢進」「情動が不安定になった」として、悪化の兆候と捉えられてしまうことが多いようです。

しかし、この状態をどう捉えるのかによって、その後の経過がまったく変わってくるので、私はここを、治療上の重要な局面だと考えます。

まずは図5を使って、感情について考えてみることにしましょう。

これは、私が「感情の井戸」と名付けているものですが、第一章で登場した「頭」「心」「身

図5　感情の井戸

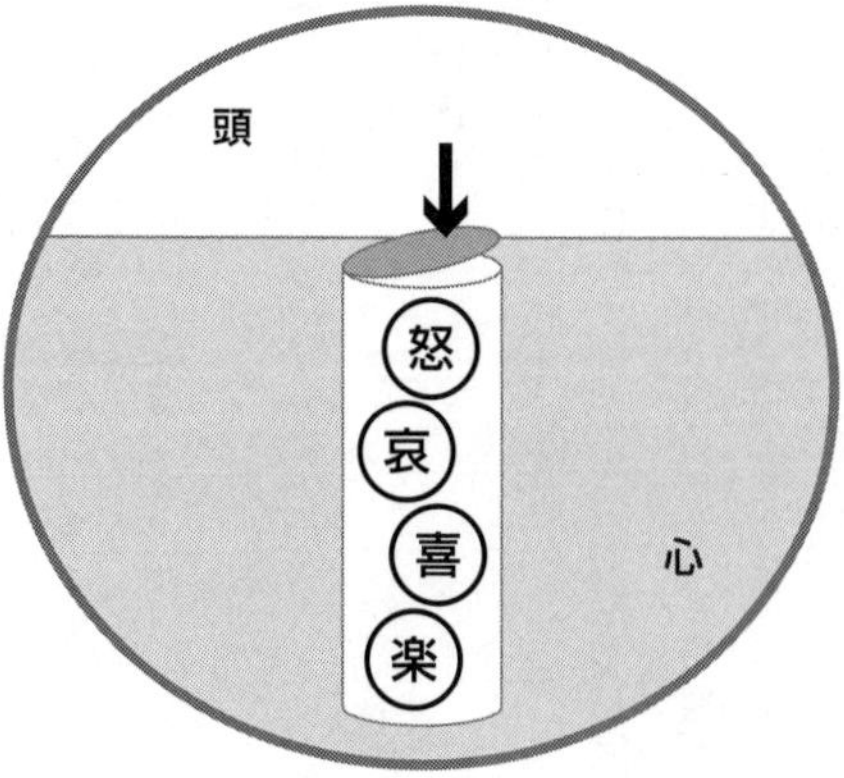

体」の図のヴァリエーションです。

理性の場である「頭」は、「心」との間にある蓋を閉じて、感情のコントロールをしばしば行います。現代人は、かなり慢性的にこの蓋を閉めている状態になっていることが多いのですが、この図のように、抑えられて出られずにいる感情は、「怒」「哀」「喜」「楽」の順番で溜まっているイメージで捉えられます。

一般的には「喜怒哀楽」という順番の言い方をしますが、私が臨床的に多くのケースを観察した結果、どうもそれとは違ってこのような順番になっていると考えられるのです（詳しくは拙著『「普通がいい」という病』〈講談社現代新書〉をご参照ください）。

「怒り」を抑えることのデメリット

この「怒」「哀」「喜」「楽」という順番が、感情について考えるうえでとても重要なポイントになります。上の二つの感情「怒」「哀」は、俗に「ネガティブ（マイナス）な感情」と言われているものです。しかも一番上にあるのが「怒」なので、「頭」のコントロールに反発して最も初めに顔を出してくるのが「怒り」の感情だということになります。この「怒」が蓋を押し上げようとしてきた状態がイライラなのです。いわば火山が噴火する前に起こる地震のような感じです。

ですから、このイライラを悪化の兆候と見て、ひたすら感情のコントロールを強化する方向で治療を行ってしまいますと、せっかく開こうとしている蓋を再び閉めることになり、「心」が回復しようとする芽を摘んでしまうわけです。

しかし、常識的には「怒り」は大抵の場合、抑えるべき感情と捉えられていますし、これをやたらに周囲にまき散らせば、厄介なトラブルになってしまうかもしれません。そこで、このイライラという「感情解放の初期段階」をうまく経過させるためには、ある種のコツが必要になってくるのです。

「ポジティブ思考」が長続きしない理由

「怒り」を抑えているものは、「怒り」をネガティブと捉える道徳的な価値判断や、人間関係への配慮が主なものです。しかし、先ほどの図5で示したように、ネガティブな感情が出られなければポジティブな感情も出てこられません。つまり、世に言う「ポジティブ思考」というものが長続きしないわけは、ここにあるのです。

そもそも、感情をネガティブ/ポジティブに分ける二元論的判断のところに根源的な問題があるのではないか、と私は考えています。コンピュータ的な性質を持つ「頭」は、コンピュータが1/0の二進法を基礎にして作られているように、二元論的判断を思考の基本要素としているので、どうしてもこのようなことが起こりやすいわけです。

しかし、「怒り」は本来、ネガティブというレッテルで差別されるべきものではありません。不当なもの、理不尽なもの、愛のないもの、侵害的なもの等に対して自然に「心」から生み出されてくる感情が「怒り」なのであり、人類の歴史を見ても、革新的な試みは常に、旧態依然としたものへの「怒り」がもとになって成し遂げられてきたのであって、「怒り」とは閉塞的状況を打開する創造的エネルギーの発露でもあるのです。

もちろん、巷でよく目にする「怒り」は、自分勝手な欲望が満たされないために出てくる未熟なものや、古い怒りが溜め込まれ腐敗して八つ当たり的にぶちまけられるもの等、ずいぶん質の悪い「怒り」も多いかもしれません。しかしながら、その面だけを見て「怒り」自体をネガティブなものと捉えてしまうと、「怒り」の持つ大切な意義を見落とし、その力を生かすことができなくなってしまうのです。

「怒り」とどう付き合うか？

これは「うつ」に限らないことですが、「怒り」の扱いが不適切だったために、「怒り」の悪循環に陥っている方がよくいます。生み出された時には鮮度の良いもっともな「怒り」であったはずのものが、「怒り」を抑える習慣によって溜め込まれて腐敗し、それが溜まり溜まって圧力が高まり、ひょんなきっかけから不適切な場面で暴発してしまう。それを本人はいたく後悔しますが、それゆえ再び感情の蓋を強固に閉めてしまって、また「怒り」が充満しやすい状態を作ってしまう。これが、悪循環の構造です。

アルコールで蓋が緩んだ時に腐敗した「怒り」が暴発すると「酒乱（病的酩酊）」ということになりますし、親密な人間関係の中でコントロールが緩んで暴発する場合には「DV（家庭内暴力）」の形をとる場合もあります。

このような悪循環から抜けるためにも、「怒り」をただ蓋をして抑え込むのでなく、自分自身が「怒り」を受容し、それをどう処理できるのかが大切なことになります。ただし、「怒り」を自分で受容することと、やみくもに外部にまき散らすことは別のことです。「怒り」の受容とは、「心」から出てくる「怒り」を、「頭」が共感し承認することなのであって、言動として外に現すかどうかは、まったく別の「社会性」の次元の問題です。

そうは言っても、溜め込まれて充満している「怒り」を扱う場合には、「社会性」を吹っ飛ばして暴発する危険性もあるので、専門家のサポートが必要なことが多いのです。

「心の吐き出しノート」をつけてみる

しかし、自分自身でできる工夫の一つとして、私はよく「心の吐き出しノート」をつける方法を勧めています。

これは、決して誰にも見せてはならないノートですが、そこには遠慮なくどんな罵詈雑言を書いてもよいことにします。書きたい時には、何ページでもよいからスッキリするまで書くようにします。もちろん、日記ではないので、書きたくない時に無理に書く必要はありません。モヤモヤ・イライラ・ムシャクシャした時に、これを一人で誰にも邪魔されない状況で行う習慣をつけるのです。

その日にあった出来事や感じたことを何とはなしに書いているうちに、次第に処理されなかった過去の情念が芋づる式に湧き上がってきたりします。普段の自分の意識には上らないことであっても、その奥底にいかにさまざまな想いがしまい込まれていたのかということに気づかされていくのです。これは自分自身との対話であり、一種の自己分析の作業でもあります。

書くという行為は、必ず言語的理性の場である「頭」の協力を必要とします。そのため、実際に感情を文字にして吐き出してみようとしても、案外、容易ではありません。「頭」がその感情の発露を許さなかったりするからです。しかし根気よくこの作業を行っていくと、徐々に「心」と「頭」の間の蓋が開き、両者に協働的な関係が作られていくようになるのです。

このように、「怒り」を力ずくで鎮圧するのではなく自分で受容するような方法で解決を図っていくと、「頭」と「心」の関係には本質的な変化が起こります。「頭」が独裁的に「心＝身体」をコントロールするという病的な構造そのものが解消され、感情や感覚と理性的思考が矛盾することなく自然なエネルギーに満ちた自分になっていくのです。

ともすれば悪者扱いされてしまいがちな「怒り」や「イライラ」も、このように見方を変え扱い方を工夫することによって、いわばジェットエンジンのような力強さで、その人の人生を推進する見事な働きを示すものになるのです。

8 「眠れない」とはどういうことか?

――なかなか寝つけない。
――寝ても眠りが浅くて、疲れがとれない。
――寝よう寝ようと思うと、余計眠れなくなってしまう。

このような不眠症状は、「うつ」状態においてはもちろんのこと、精神的なバランスが乱れた場合に生じてくる、かなりポピュラーなものです。通常の治療では、「うつ」などの原疾患に対する治療薬とともに、その不眠の性質に応じて睡眠剤が処方される対症療法が行われます。

しかしながら、不眠がかなり深刻になってくると、強力な睡眠剤を複数組み合わせて用いても「眠れる時には眠れるけれど、やっぱり眠れない時には薬を飲んでも眠れない」という状態に陥るケースも珍しくありません。何が何でも眠れるようにとさらに薬を増強していくと、強い眠気や脱力が長時間持ち越されてしまい、翌日が使いものにならなくなってしまったりします。

そこで、このように通常行われている薬物療法で見落とされがちなポイントについて、つまり、不眠という状態をどう捉えるべきなのか、不眠という症状からどんなメッセージが受け取れるのかといったことを考えてみたいと思います。

「眠れない」とは?

まずは、「眠れない」とはどういうことなのか、丁寧に吟味してみましょう。

「眠れない」とは、「眠りたいのに眠れない」「眠るべきなのに眠れない」ということを省略した言い方であろうと思われます。

ここで、第一章で用いた図1、図2(p.21、25)を再び参照して考えてみましょう。

「頭」は「～すべき」、つまりmustやshouldの系列の言葉を用いる場所です。一方の「心」は「～したい」、つまりwant toやlikeの系列の言葉を発します。「心」と「身体」は矛盾なく一心同体につながっていますが、理性や意志の場である「頭」は、「心=身体」に対してコントロールをかけたがる性質があって、「心」との通路を閉ざして一方的な独裁体制を敷きがちです。それは「頭」が「心」との間の蓋を閉めてしまった状態(図2)で、人は「頭」vs「心=身体」と分断されてしまい、両者は対立の様相を呈することになります。

さて、この仕組みから考えますと、「眠るべき（頭）なのに眠れない（身体）」は蓋が閉まっている状態として理解できますが、「眠りたい（心）のに眠れない（身体）」ということはあり得ないことになります。さてこれは、どういうことなのでしょうか。

眠りは「心＝身体」のもの——「頭」に命令されてたまるか！

これは、「頭」による偽装工作の結果だと考えると、簡単に説明がつきます。つまり、本当は「眠るべき」であるはずのものを、「頭」が「眠りたい」という言い方に偽装したということです。この種の偽装は「頭」がしばしば行うもので、「学校に行くべき」を「学校に行きたい」にすり替えたり、「会社に行くべき」を「会社に行きたい」にすり替えたりします。

偽装とは大げさに響くかもしれませんが、別の表現で言うならば、「頭」の意志が「心＝身体」の声を無視して一方的に作り出した偽の「〜したい」であったということです。

少々回り道をしましたが、ここで整理しておきますと、「眠りたいのに眠れない」という言い方も、実はその正体は「眠るべきなのに眠れない」だったということなのです。

つまり「眠れない」という状態は、「眠れ！」と高圧的に指令する「頭」と、「意地でも眠るものか！」と反発する「心＝身体」の対立の構図で理解できるということです。

なぜ「心＝身体」は、「眠るまい」と反発するのか？

さて、「眠るまい」と「心＝身体」が反発するのには、いくつかの理由が考えられます。まず第一に、そもそも眠りは「心＝身体」の側が自然に行うはずのものであって、「頭」によって指示される筋合いのものではないということです。「頭」に相当する部分を持たず「心＝身体」だけでできている自然界の動物においては、睡眠は自然な欲求であり、葛藤なく実現されています。ですから、「心＝身体」にしてみれば、「頭」が睡眠に口を差し挟んでくることは越権行為であり、それに反発を覚えるのも当然のことでしょう。

現代人の生活は、案外歴史の浅い、時計仕掛けの硬直化した時間によって毎日の生活が規制されています。季節が変わっても、天候がどうであれ、体調や気分がどんなでも、決まった時間に起床し出勤しなければなりません。そこから逆算して、睡眠を〇〇時間とるべきだから何時には寝るべきである、と「頭」が計算し、きちんと実行できることが「規則正しい」ことだとして奨励されています。

日々刻々と変わる生き物としては、必要とする睡眠の長さが日によって違ったり、眠くなる時間が変動したりすることはごく自然なことなのですが、しかしこれも現代の常識からすれば、不規則な睡眠として異常視されてしまう状況なのです。また、「うつ」状態においてよく見られる昼夜逆転の状態も、その意味が熟慮されずに、はなから病的なものと捉えられてしまう残念な傾向もあります。

一八世紀フランスの思想家ルソーは、いまや教育論の古典とされている『エミール』という主著で、次のようなことを述べています。

食事と睡眠の時間をあまり正確にきめておくと、一定の時間ののちにそれが必要になる。やがては欲求がもはや必要から生じないで、習慣から生じることになる。というより、自然の欲求のほかに習慣による新しい欲求が生じてくる。そんなことにならないようにしなければいけない。

子どもにつけさせてもいいただ一つの習慣は、どんな習慣にもなじまないということだ。

（『エミール 上』、ルソー、今野一雄訳、岩波文庫）

一日をどう締めくくるか？

「心＝身体」が「眠るまい」とするもう一つの理由として、今日一日の幕を引く気になれないということが考えられます。

一日を締めくくる眠りを、いわば「毎日の死」として捉えてみると、今日一日を「良く生きて」いなければ、「良く死ねない」。つまり、「死ぬに死ねない」がゆえに不眠になってしまうのです。

もちろん、一日は限りある短い時間ですから、欲張ってあれもこれもすることはできません。しかしながら、一日の中でたとえわずかでもその人らしい時間を持つことができたか否かは、その日の眠りを大きく左右します。

よく「身体を動かして疲れれば眠くなるものだ」と言われたりしますが、これは「身体を動かす」ことがその人らしい過ごし方である場合に限って有効なものであって、そうでないタイプの人がいくら身体を動かしても、「身体は疲れているのに、頭だけが冴えてしまって眠れない」ということになってしまいます。

静かに読書したり、音楽を聴いたり、日記をつけて自分との対話を行ったりすることがその人にとって大切な自分らしい時間であるならば、たとえ三〇分でもそんな時間を持つことによって、自分の奥底で何かが充足し納得するので、眠気も自然に訪れやすくなるでしょう。

どのように過ごすことが自分らしい時間になるのか、それは各人各様ですから、自分自身で試行錯誤しながら見つけていく必要があります。

おびただしいすべきことに追い立てられ日々を過ごさざるを得ない私たちにとって、ここで述べたようなことを実行することは、なかなか容易ではないかもしれません。しかし、何が自然で何が不自然なことなのか、日々の生活に何が欠けているのかということに無自覚であるよりは、せめて問題の所在に気づいているだけでも大きな違いがあるでしょう。

また、薬物療法を要するような不眠に苦しんでいる方であっても、社会化された「頭」が、内なる自然（「心＝身体」）に向かって力ずくで睡眠剤という爆弾を投下し「あるべき睡眠」を強要するようなイメージで服薬するのではなく、時間に制約された状況に生きているがゆえに薬を使わざるを得ないのだと自分の「心＝身体」に詫びつつ、「これで少しでもお休みください」とお願いするような気持ちで薬を使用することが大切なのです。

9 新しい「うつ」に見られる自傷や過食の衝動

自己破壊ではなくリセットが目的だった

近年新しく「うつ」と呼ばれるようになった病態の中には、リストカッティング（手首自傷）などの自傷行為や、過食・嘔吐などの摂食障害を伴うタイプも存在します。

そのような病態では、パーソナリティの基盤となる「自己愛」の部分に問題を抱えていることが多く、通常行われているような休養や薬物療法中心のアプローチでは解決が困難で、適切な治療に出合えずに経過が長引いてしまっているケースも珍しくありません。

自傷行為や過食は、その行為自体が奇異で自己破壊的に見えるために、周囲からはネガティブなものと捉えられ、専門家による治療の場面でさえも「今後は決してしないと約束してください」と言われてしまうことがあるようです。

確かに、このような症状を消失させることは治療の重要な目的の一つではありますが、それを急ぐ前に、なぜこのような症状が起こっているかを理解しておくことが必要です。つまり、症状の意味をきちんと汲み取っておくということです。

このような症状を抱えている人たちは、根本のところに「自分自身のことを認められない」「自分を愛せない」といった「自己愛」不全の問題を抱えており、それゆえ、生きること自体が苦痛に満ちた状態になってしまっています。

自傷や過食にいたる心境を詳細に聴いてみると、「もうやらないようにしよう」といくら心に決めていても、それをしのぐ強い衝動が突き上げてきて、別モードに入ったような状態（離人状態）の中で行為に及んでいることが分かります。そしてそれは、自分の中に溜まった歪みをリセットするための、一種、自己治療の意味合いがあるようなのです。

「頭」の圧政から解放されたい衝動

「自分自身のことを認められない」状態とは、「頭（理性）」が「あるべき自分」を勝手に設定し、その基準や条件を満たしていない「実際の自分（「心＝身体」）」を嫌悪してしまっていることです。

そのために、普段は「あるべき自分」に近づくべく「頭」が自分自身を強力にコントロールしていて、コントロールされる側の「心＝身体」は持続的にかなりの無理を強いられています。そして、その無理がある程度以上に蓄積されてくると、自傷や過食の衝動が突き上げてくるようになるのです。つまり、「心＝身体」側が、「頭」によって強いられ生じた歪みをリセットしようとするのが、自傷行為や過食なのです。

これは、地殻プレートの歪みがリリース（解放）される時に地震が起こるようなイメージで捉えることもできますし、「頭」の独裁的な圧政にたまりかねた「心＝身体」の暴動として捉えることも可能でしょう。

自傷行為による自己確認

自傷行為や過食を行うことによって、「自分が自分でなくなっている」といった離人状態が少し改善する、という話をよくクライアントからうかがうことがあります。

「頭」が強力に自己コントロールをかけている状態においては、「頭」と「心」の間の蓋が閉じられているために、「頭」と「心＝身体」は断絶してしまって感情や感覚も感じられにくくなるので、人は離人状態に陥ってしまいます。これが、自傷による痛みや出血、過食後の嘔吐などによって「身体」の存在が呼び覚まされて、離人状態が軽減するのだと考えられます。

一方、「頭」からすれば、そもそも自分自身を否定的に見たり嫌悪したりしているので、要求通りに動かない自分に懲罰を加えたくなったり、嫌悪する自分を否定したくなったりします。そのため、「心＝身体」とは別の動機ではあるものの、自傷行為に同調してしまうのです。これはいわば、呉越同舟の関係です。

また、「自分を愛せない」ことの代償として「誰かから愛されたい」と他者依存的な状態に陥っている人の場合は、自傷行為は「こんなに私は苦しんでいるんだ」ということを周囲にアピールする効果もあるため、症状を手放しにくいという側面もあります。

このように、本人の中のさまざまな思惑が複合的に合致するうえ、刹那的な満足も得られやすいため、たとえ「やめたい」という意志があり「もうしない」と治療者や家族と約束をしたとしても、それでも歯止めが利かないような強い衝動が生まれてしまうのです。

コントロールに対する反逆現象をどう扱うべきか？

このように複合的な要因が生み出している状態へのアプローチは、「頭」の意志力に働きかける方法ではどうにもならないことは、以上のことから明らかです。つまり、そもそも「頭」によって行われる「あるべき自分」を目指した強力なコントロールによって生じている現象なのですから、「もうしないと約束させる」ようなやり方では、「自傷（や過食）をしてはならない」という新たな「あるべき」ミッションを付け加えることになり、原理的にうまくいかないのです。

もちろん、かといって治療としてはこのような行為を奨励するわけにもいきません。それでは、いったいどうしたらよいのでしょうか。

これらの症状は見かけが派手なため、誰しもこれを解消することを優先的に考えてしまいがちです。しかし、それは功を奏しません。ここはやはり、一見遠回りに見えても、根幹に存在する「自己愛」不全の問題やオーバーコントロールの問題にまっすぐにアプローチすることが最も有効な方法です。根幹の問題が変わらない限り、枝葉である症状に対して躍起になっても症状が別のものにシフトしてしまうだけで、真の解決にはいたりません。

「あるべき自分」という幻想

このような症状に苦しむ方たちに限らず、私たちの多くも、「あるべき自分」の幻想に大なり小なりとらわれているものです。知らず知らずのうちに、「実際の自分」は怠惰で邪悪なものであって、「あるべき自分」に向けて自分自身を律し鍛え上げていくべきである、という人間観を根本のところにすり込まれてしまっていることが多いのです。

前節に引き続き引用しますが、ルソーの『エミール』の冒頭には、こんなことが述べられています。

> 万物をつくる者の手をはなれるときすべてはよいものであるが、人間の手にうつるとすべてが悪くなる。（中略）すべてのものをひっくりかえし、すべてのものの形を変える。人間はみにくいもの、怪物を好む。なにひとつ自然がつくったままにしておかない。人間そのものさえそうだ。人間も乗馬のように調教しなければならない。庭木みたいに、好きなようにねじまげなければならない。
>
> （『エミール　上』、ルソー、今野一雄訳、岩波文庫）

人間本来の姿を、このルソーのように「よいもの」と捉えるか、それとも、私たちがすり込まれてきたように「怠惰で邪悪なもの」と捉えるか。この違いは、私たちが自分の「心＝身体」を信じ尊重して生きるか、それとも「頭」優位で絶えず自己コントロールの緊張の中に生きるのかを大きく左右します。

以前は稀にしか見られなかった自傷行為や過食の問題が近年急増してきていることは、自然な人間の在り方を認めず、「あるべき姿」に向けて捻じ曲げようとしている現代人への警告とも捉えることができるのではないでしょうか。

10 なぜ、「死にたい」と思うのか？
――「うつ」と「自殺」の関係

死を望む人の心境

自殺は「うつ」における最大のリスクであり、わが国では毎年二万～三万件台の自殺が続いてしまっており、社会的にも大きな問題になっています。

どのような心理で、人は死を望むようになってしまうものなのか？

死を望む状態の人に、周囲の人間はどう関わることができるのか？

非常に重いテーマではありますが、「うつ」を考えるうえで、決して避けて通れないこれらの問題について考えてみることにしましょう。

多くの場合、「死にたい」と訴えるクライアントは、積極的に「死」を望んでいるというよりは、むしろ、「終わりなく続くように見える苦しみからとにかく解放されたい」という気持ちを強く抱いて、「死にたい」という言葉を口にされるものです。

「死にたいなんて、とんでもないことを考えてはいけない」
「死んだら周りの人がどんなに悲しむか、考えてごらんなさい」
「死ぬのは罪であって、人は生きなければならないものだ」
「生きるのはとても素晴らしいことなのだから、死んではいけません」

「死にたい」と告げられた周囲の人は、このような言い方で反応することがとても多いようです。もちろん、どれも「どうにか生きてほしい」という強い願いから発せられた言葉なのですが、しかしこれらの言い方ではその意図に反して、「相手に理解してもらえなかった」という落胆を引き起こし、さらにその人の自責の気持ちを強める結果を招いてしまうことになってしまいます。

それはなぜでしょうか？

「死にたい」という言葉の裏にある気持ち

「死にたい」という気持ちを口にする人は、ほんのわずかでも「ひょっとしてこれを話すことによって何らかの救いが得られるかもしれない」という期待を持っています。だからこそ、言いにくい気持ちであっても思い切って打ち明けているのだ、ということを聴く側は知っておかなくてはなりません。

打ち明けている本人は、「死にたい」と思っていることについて、決して罪悪感を持っていないわけではありません。むしろ、そんなことを考えてしまう自分を、執拗に責め続けてさえいるのです。

そんなところに、先ほどのような「道徳的な説教」をされてしまいますと、「道徳的に自分を律することもできないダメな自分」という形で、さらに自己否定を強化する方向に追い詰めてしまうことになるわけです。

このような場合にまず必要なのは、本人の感じている辛さへの「共感」の作業です。「死にたい」という言葉が発せられている時点では、まだ本人が死ぬことを完全に決めてしまっているわけではありません。むしろ、「死にたいくらい辛い」というSOSのメッセージなのです。

ですから、何ら有効な助言などできなくともかまいません。中途半端に口を差し挟まずに、ただひたすらに聴いてくれる人間がいるだけでも、死にたいほどの辛さは少しでも軽くなるものなのです（詳しくは拙著『あなたの人生が変わる対話術』〈講談社＋α文庫〉をご参照ください）。

「死にたい」が封じられることの危険

しかし、ひたすらに「死にたい」という気持ちを聴くことが可能になるためには、聴く側の人間自身が「道徳」という規範から自由になっていなければなりません。つまり、「死にたいなんて考えるのは良くないことだ」という一般的な道徳の範疇に留まっている限り、死にたい人間の気持ちに共感することには原理的な無理があるわけです。

私たちは日頃、「死」というものから遠ざかって生活しているために、「死」という言葉を耳にしただけであわてふためき、目をそむけがちです。それゆえ、「死にたい」という苦しみが吐露されてもそれを受け止めきれず、つい「道徳」や「ポジティブシンキング」などを持ち出して、もうそんなことを相手が考えないようにと封じ込めるような応対をしてしまうのです。

厳しい指摘かもしれませんが、先ほど挙げたような応対では、相手のことを思って発言しているように見えて、実は自分が「死」から目をそむけたいという無意識的願望に引きずられた発言になってしまっているわけです。

死にたいと打ち明けた人は、そのような反応が返ってきた場合に、「もうこの人には本当の気持ちを打ち明けるのはよそう」と思って心を閉ざしてしまいます。そして「大丈夫。もう死にたいなんて思わないから」と元気な自分を演じ始めるという、痛々しいことになってしまいかねません。そして、このように「死にたい」を誰にも言えないような状況が作られてしまった場合にこそ、自殺の危険が高まってしまうのです。

回復期における「衝動的な自殺」に要注意

内因性うつ病など、古典的なタイプの「うつ病」の場合には、通常、発症以前には「死にたい」という気持ちはどこにも存在していません。しかし「うつ病」の病的な働きによって、病状がある程度以上悪化したところから、唐突に「死にたい」という気持ちが出現してくる傾向があります。クライアント自身にとっても、それはどうにも制御不能なものとして、強くのしかかってきます。

しかし、「うつ」状態がとてもひどい時期には、すべての意欲も活動性も落ちていますから、かえって自殺の意欲も弱まっていることが多いものです。むしろ心配なのは、その後復調していく途上において、意欲が回復してくる時です。いまだ不安定に揺れる気分と、ある程度回復した意欲とが、不幸にも「自殺の意欲」という方向で合体してしまった時に、衝動的に自殺が完遂されてしまう危険があるのです。

気をつけなければならないのは、このような回復期においてクライアントは、決して持続的・計画的に自殺を考えているわけではなく、「早く治りたい」「治ったらあんなこともこんなこともしよう」と前向きなことを考えられる状態も混在しているので、直前まで自殺衝動が予測しにくい点です。このように、「回復期にこそリスクが高まる」ということは、ぜひ皆さんに知っておいていただきたい重要なポイントです。

このようなタイプの「うつ病」の場合には、薬物療法の果たす役割がかなり大きいので、ある程度良くなったからといって性急に減薬や断薬を行うことは危険を伴います。

またこのタイプの方は、性格的に非常に周囲に気を使う傾向が強いので、余計な心配をかけまいと、身近な人にまでも「元気な自分」「前向きな自分」を恒常的に演じている場合が少なくありません。ですから、「面倒くさい」「さぼりたい」「今日は調子が悪い」「ずっと休んでいられたらどんなに楽だろう」といった正直な発言が自然体でできるような方向に向けて、医療側も周囲の人間もサポートしていくことが大切です。

潜在的な「自殺願望」を持つタイプも

さて一方、「非定型うつ病」「パーソナリティ障害」を背景にした「うつ状態」「神経症性のうつ状態」等の病態においては、古典的な「うつ病」の場合とはずいぶん内実が違ってきます。

クライアントは発症するはるか以前から心の奥に自己否定を宿していることが多く、「死にたい」という気持ちは時期による強弱の波はあっても、持続的で、ある程度長期にわたる歴史を持っています。ですから、いわゆるリストカッティングなどの自傷行為を伴ったり、摂食障害などが見られたりすることも珍しくありませんし、自殺未遂が何度も反復されるケースもあります。

このような病態では、古典的な「うつ病」に比べて、薬物療法はごく部分的な効果しか期待できません。むしろ精神療法が果たす役割が大きく、生育史を丁寧にたどって自己否定の由来を明らかにしつつも、そうなる前にあったはずの自然な自己愛を蘇生させる作業が不可欠です。しかし、心の奥に根深い人間不信や愛情への渇望が潜んでいることが多く、素人が中途半端な善意で関わって済むような問題ではありません。

いわゆる「道徳的な説教」は、このタイプの方たちにはまったく通用しません。内的に苦悩し、人間不信に基づくシニカルな視点で人間観察を重ねてきた鋭い感受性と根深いペシミズム(厭世主義)とが、「道徳」を説く人間の浅薄さや無意識的自己保身、「死」を突きつけられての困惑などを鋭く見抜いてしまうからです。

ここで精神療法の具体的内容に触れることはしませんが、このようなタイプの方たちはもともと高い感受性と内省力を備えていることが多く、然《しか》るべき質を備えたサポートが行われさえすれば、病的な方向に発揮されてしまっている生来の資質も、その人のかけがえのない美点として開花するところまで到達することもできるのです。私はこれまでの臨床経験から、「本人が持て余している能力が症状に転化されているために、それだけ症状が派手になっているのではないか」という印象を持っています。

この観点からすれば、このタイプの方たちの「死にたい」という願望の激しさは、その奥に「自分らしく生きられるのならば、生きたい」という強烈で痛切な叫びが潜んでいると見ることができるのです。

11 「努力」に価値を置く危険性
――「うつ」を生み出す精神的母胎

「努力することにこそ価値がある」という考え方は、私たち日本人の精神性に奥深く浸透しているものの一つです。

しかし、「うつ」に苦しむ人々の多くは、元来、意志力の強いタイプで、発症以前には人並み以上に「努力」を重ねてきた歴史を持っているものです。意欲がなくなり活動性が低下してしまう「うつ」の症状は、それまで「努力」に価値を置いて生きてきたことへの大きな反動である、と見ることもできます。

ですから、私たちにすり込まれてきたこの「努力」信仰とでも言うべき価値観については、一度きちんと向き合ってその病理性を明らかにしておく必要があるでしょう。

「努力」した人が成功する、という誤解

ある野球少年が、毎日熱心に日が暮れるまで練習をしていました。そして、その野球少年が、後々大リーグで活躍するほどの選手にまで成長したとしましょう。

その近所に住んでいた家族がこんな会話をしています。

「○○君は、毎日欠かさず日が暮れるまで努力したからこそ、あそこまで成功したんだ。やっぱり、人一倍努力した人間が最後には成功するんだよ」

しかし、当の本人にこの話をぶつけてみると、意外にもこんな反応が返ってきました。

「いやぁ、僕は人一倍努力をしたという自覚はありません。ただ野球が好きで、もっと楽しむためにうまくなりたいという一心で、ただ自分がやりたいからやってきただけなんです」

これはフィクションにすぎませんが、さまざまなジャンルで活躍している人たちの発言をいろいろと総合してみると、かなりこれに近い現実があるように思えます。つまり私がここで指摘したいのは、本人にとって「熱中」と呼ぶべきものを、ともすると、傍の人間が「努力」と見誤ってしまうことが多いのではないかということです。

子供が砂場で日が暮れるまで砂の城を作ったり、ゲームを徹夜でクリアしたり、エレキギターの練習に夢中になることは、まず滅多に、周りから「努力」と呼ばれることはありません。しかし一方で、ことこれが勉強やスポーツのトレーニング、ピアノやヴァイオリンの練習などの場合には、たとえ本人にとっては「熱中」と呼ぶべき内実だったとしても、周囲からは一律に「努力」として称賛される傾向があります。周囲の見方とは、このようにずいぶんと偏りを持っているものなのです。

「努力」と「熱中」の違い

人間は、生まれ持った資質にかなうことであればそれを面白いと感じ、資質の乏しいことについては苦痛に感じるように作られています。

ですから、野球の適性の高い資質を持った少年にとっては、野球の練習はさほど苦痛にならず面白いものに思えるでしょうが、その資質の乏しい少年にとっては野球の練習は苦行以外の何ものでもないでしょうし、「努力」してもあまり上達は望めないでしょう。

そもそも「努力」という言葉には、「辛いことを我慢して」というニュアンスが少なからず含まれた用いられ方になっており、一方の「熱中」については、「好きなことに自発的にのめり込んで」といったニュアンスがあります。

先ほどのフィクションのように、「熱中」したがゆえに成功した人間を見て、周囲の人間がそれを「努力」と誤解したところに、今日の「努力」信仰が作り出されてきた大きな原因があるように私には思われてならないのです。

「努力」信仰はなぜ危険なのか？

このように、「努力」を信奉する価値観は、人を資質の乏しい方向に進むように無理に奨励してしまいかねないおそれがあります。

人間が生来備えている快／不快のセンサーは、その人の生き方についてもその人の資質にかなった方向に導いてくれる大切な働きをしてくれます。しかし、このような誤った「努力」信仰は、ともすると不快なことを我慢することを美化し、自虐的な快楽に価値を置くような倒錯した傾向を生み出す危険をはらんでいるのです。

第一章で用いた図2（p.25）で説明してみましょう。

「心＝身体」が自分の資質に合わない行為を行うことについて、不快というシグナルを発します。しかしこのシグナルは、「頭」に「努力」信仰がすり込まれている場合には却下されてしまい、ひたすら自分に合わない苦行を続けていくことに倒錯的な価値や快楽を感じるようになってしまいます。これは「頭」の意志力による一方的な独裁体制であり、奴隷のように扱われる「心＝身体」の忍耐が限界点に達した時には、何がしか反動が起こることは必至です。そして、「心＝身体」が全面ストライキの形をとって反発した場合に「うつ」状態が引き起されるのです。

「努力」の〈駱駝〉から「熱中」の〈小児〉へ

ドイツの哲学者ニーチェの代表作『ツァラトゥストラ』に「三様の変化」という章があります。そこでニーチェは、人間の変化成熟のプロセスを、動物に喩えて表しています。そこには、〈駱駝《らくだ》〉が〈獅子〉になり、そして最終的には〈小児〉になるという道筋が示されています。

〈駱駝〉は、忍耐・従順・諦念・畏敬の象徴で、「汝なすべし」と命ずる巨大な〈龍〉に従っています。

それがある時、「われは欲す」を叫ぶ〈獅子〉に変身して〈龍〉を倒します。〈獅子〉はこれによって自由を獲得し、自分という領域を確保します。

その後に、〈獅子〉は〈小児〉に変身します。〈小児〉とは純粋・無垢《むく》・遊戯・自発性・創造性の象徴であり、「然《しか》り（その通り・あるがまま）」という聖なる言葉を発します。

「努力」を信奉している状態とは、まさにニーチェの言う〈駱駝〉の状態に相当するものです。「汝なすべし」と命令する巨大な〈龍〉とは、さしずめ「頭」の中の「努力」信仰に相当するでしょう。「うつ」状態とは、この〈駱駝〉が〈龍〉に鞭打たれすぎて、へたり込んでしまった状態に喩えられます。

治療においては、まずこの疲弊した〈駱駝〉を〈龍〉から引き離して十分に休息してもらい、それから〈獅子〉に変身することをサポートする必要があります。

これにより、「頭」の中にいた〈龍〉（すなわち「努力」信仰）が〈獅子〉によって追い出され、その後に〈獅子〉は自ずと〈小児〉に変身し、創造的な遊戯を始めるようになっていきます。これが「熱中」に相当する状態なのです。

「努力」をやめても「熱中」が待っている

人間は、自分の内に抱えている言葉によって、知らず知らずのうちにその在り方までもが規定されてしまう特殊な生き物です。

ですから、「努力」という〈龍〉の言葉を信奉していることによって、私たちは奴隷的な〈駱駝〉の状態に縛りつけられてしまい、生き生きした状態から遠ざかり、場合によっては「うつ」状態にすら陥ってしまうのです。

そこで、「努力」という言葉を捨て、自発性・創造性に満ちた〈小児〉の遊戯を表す「熱中」を新たなキーワードとして立ててみることが、私たちの在り方を少しずつ生命力に満ちたものに変えてくれる秘訣だと思われます。

「努力」というスローガンを手放してしまったら、自分は何もしない怠け者に堕落してしまうのではないか、といった恐怖心が私たちの中に根深くすり込まれていますが、これもまた、私たちを〈駱駝〉状態に縛りつけておくための、巧妙な〈龍〉のやり口なのです。

〈駱駝〉の従順な勤勉さを脱したとしても、その先に決して堕落した自分が待っているのではありません。そこには、必ずや〈小児〉の創造的遊戯としての「熱中」があるということ。これが、窮屈な〈駱駝〉の自分から脱していくうえで、欠かせない大切な認識なのです。

人間は、義務に束縛された状態から解放された後、ある期間は反動として「何もしたくない」「楽をしたい」という状態を経過するものではありますが、その鬱憤が解消された後にまで、延々と何もしない退屈さや単調さに耐えられるほど、忍耐強くできてはいません。必ずや、その退屈さや空虚感に堪えかねて、「創造的遊戯」を模索し始める生き物なのです。

第三章
現代の「うつ」治療の落とし穴

12 「うつ」を「心の風邪」と喩えることの落とし穴

なぜ「心の風邪」と言われるのか?

「うつ」についての情報がさまざまなメディアを通じて頻繁に発信されるようになっていますが、そのような情報の中でかなり高い頻度でお目にかかる説明に、「うつは心の風邪です」という表現があります。

これは、人々の「うつ」に対する偏見や恐怖心を払拭し、早期発見と気軽な早期受診を促すキャッチコピーとして、かなり役立ってきているものでしょう。また、ことに精神論に傾きがちな日本の風潮に対して、このフレーズには「うつ」を身体的な病気に近いイメージで捉えてもらうための、啓蒙的な効果もあるものと思われます。

専門的なことですが、近年、有効性が高く副作用の少ないSSRIやSNRI等と言われる新しいタイプの抗うつ剤が登場したことで、薬物療法での治療効果がかなり期待できるものになりました。そういう背景もあって、この表現には「風邪の時に感冒薬で気軽に対処するように、『うつ』も気軽に治療を受けて、早目に治してしまいましょう」というメッセージも込められているわけです。また、「うつ」が「風邪」に喩えられたもう一つの理由としては、かかる頻度の高い病気であるということや、甘く見てこじらせると重症化する危険があるためなのだろうと思われます。

しかしながらもう一歩踏み込んで考えてみた時に、この「風邪」という比喩には、さまざまな誤解を生んでしまう一面もあることは否定できません。

本当に「心の風邪」なのか？

「実際『うつ』にかかってみれば分かると思うけど、風邪なんて甘いもんじゃない。毎日死にたい気持ちとの闘いなんだから！」

「風邪だったら数日から一週間もあれば治るだろうけど、『うつ』はどんなに早くたって治るのに数ヵ月以上はかかるよ」

「うつ」を実際に経験したクライアントたちの生の声として、こういう意見もよく聞かれます。

また、実際に「うつ」の診療に従事している臨床医たちからは、

「風邪に喩えるような生易しい病気ではない」

「風邪ならば放っておいて治ることも多いが、『うつ』はきちんと治療を受けなければ、自殺

のおそれもある大変危険なものだ」

「風邪というよりは、治療期間も長く安静を必要とするから、むしろ疲労骨折に喩えるべきだ」

などの意見も聞かれます。

確かにそういった意味で、「うつ」というものが「風邪」という表現に収まり切らないことも事実です。

しかし、ここで私があえて問題提起したいと思うのは、またそれとは違った観点のことです。「うつは心の風邪である」というキャッチコピーによって、多くのクライアントたちが気軽に医療機関を受診し相談しやすくなったことは事実であり、とても意義のある啓蒙が行われたと言えるでしょう。しかしながら、受診後の治療を進めていくうえで、この表現には、二つの誤解が生じてしまうおそれがあると私は考えます。それは、「うつ」の治癒イメージについての誤解と、「うつ」をどう捉えるべきかをめぐっての誤解の二点です。

「うつ」治療のゴール

「うつ」が「治る」ことについて、専門医は多くの場合、「治癒」という言葉は使わずに、「寛《かん》解《かい》」という専門用語を用います。この「寛解」とは remission の訳語で、身体疾患では白血病などでよく使われる表現です。

これは、完全に治った状態を指すのではなく、病気の勢いが衰えて症状が出ていない状態を示す言葉です。さらに言えば、再発の危険性が残っていることを視野に入れた概念なのです。巷で一般的に行われている薬物療法と休養主体のスタンダードな治療では、大抵はこの「寛解」が目標地点になっています。それは、どうしても再発が防ぎ切れないという限界があるためです。

ですから多くの場合、「寛解」後にも当分の間は再発予防のために「無理をしないように」という指示を守っていかなければなりませんし、少量ですが薬物療法の継続も必要とされることが多いのです。

喩えと現実の大きなギャップ

しかし、「うつは心の風邪です」というフレーズを聞いて治療に踏み切ったクライアントやそのご家族は、当然のことですが「風邪のように跡形もなくスッキリ治る」ことをイメージされるはずです。そこに、医療者側とクライアント側との間の大きなイメージギャップが生じるのです。

私のもとを訪ねて来られる方々の中には、社会復帰しても短期間で再発（再燃）するということを何度も繰り返してきていて、長い治療歴もあって、来院された時点ですでにかなり疲弊されているようなケースも少なくありません。

そのような経緯で来られたクライアントやご家族は、長い期間にわたって医師の指示通り忠実に服薬し休養してきたにもかかわらず、ある程度以上の改善が見られなかったために、「いつになったら本当に治るんでしょうか？」と、諦めと恨めしさの入り交じった気持ちで疑問をぶつけてこられるものです。これは明らかに、「治る」ということをめぐる双方のイメージギャップが、曖昧なまま引き延ばされてきたことによるものだと思われます。

それでは「うつ」において、再発の危険性のある「寛解」ではなく、本当の「治癒」に到達することは望めないのでしょうか？

病は、自分自身を救い出そうとしている！

そこで、「病というものは、何らかのメッセージを自分自身に伝えるべく内側から湧き起こってくるものである」、または「病は、その中核的な症状によって、自分自身をより自然で望ましい状態に導こうとしている」という考え方を採り入れてみることが重要です。つまり、病は「自分自身を、これまでの好ましくない状態から救い出そうとしている」ということです。

このような観点は、古い医学や民間医療・代替医療の中に見つかることはありますが、近代以降の西洋医学が切り捨て、忘れてきてしまったものです。しかし、この観点から考えてみることによって、「うつ」の治療においても、何が見落とされてしまっていたのかが明らかになってくるのです。

「元に戻る」ことが再発を招く

「風邪」が治るとは、風邪をひく前の状態に身体状態が戻ることを指すわけですが、「うつ」を「風邪」に喩えてしまいますと、同じように、発病前の状態に戻ることを目指すようなイメージが作り出されてしまいます。私は、これが「うつ」の再発（再燃）を引き起こしている大きな要因の一つだと考えています。

「うつ」から回復した方々の体験記がいろいろと出版されたり、TV等で取り上げられたりすることが増えてきて、一般の方たちでもクライアントの生の声を聴く機会が増えてきていると思いますが、そこでぜひ着目していただきたいのが、見事な治り方をされた方たちが例外なく、発症前までの自身の「生き方」や「考え方」について、かなり根本的な見直しをされているという点です。

私が担当した方々が語ってくれた次のような言葉が、その心境をよく表したものとして、強く印象に残っています。

「そもそも幸せになりたくて仕事をしていたはずなのに、いつの間にか会社のために仕事をしている自分になってしまっていた。そのことに、やっと気がついたんです」

「これまで、ひたすら世間的に評価されることばかり追い求め、不自然な努力を自分に強いる生活に慣れっこになってしまっていた。本当の自分らしさをすっかり見失って、自分はかなり麻痺していたんだなと分かったんです」

このような言葉からも分かるように、「うつ」からの本当の脱出とは、元の自分に戻ることなのではなく、モデルチェンジしたような、より自然体の自分に新しく生まれ変わるような形で実現されます。repair（修理）のような治療では、どうしても再発のリスクを残してしまう限界があるのですが、reborn（生まれ直した）あるいはnewborn（新生）とでも言うべき深い次元での変化が、真の「治癒」には不可欠なのです。

一番大切な作業が、本人任せだった！

抗うつ剤により、うつ症状の脳化学的原因と見なされている脳内物質（セロトニン等の神経伝達物質）のアンバランスを改善することができるようになってきましたし、認知療法等によって、悲観的に物事を受け取る癖や無理な努力を自分に強いる考え方を修正するための方法論もある程度は整備されてきました。「うつ」の状態や内容に応じて、それらのアプローチが不可欠であることも少なくありませんから、これらの治療を軽視すべきではありません。

しかしながら、さらにその奥に潜んでいる「うつ」の本当の病根が何であるのか、そこから大切なメッセージを汲み取る作業は、これまでほとんど、クライアント自身にゆだねられていた状況にありました。そのため、その作業の存在に気づき、自らそれを成し遂げることができた一部の幸運なクライアントだけが自力で本当の「治癒」を達成できたという、いわば運任せ的な状況だったと言えるでしょう。

しかし、「うつ」がこれほどまでにポピュラーになった現代、われわれ精神医学・医療の側も、西洋医学という実証的科学の限界にとらわれて視野狭窄に陥っている場合ではなく、手応えが実感されるような援助をしていくべきではなかろうかと私は思います。

そのためには、「うつ」がそのクライアントにとってどんなメッセージを負って生じているのか、それを本人とともに解読する専門家としての役割を、きちんと治療者が担う必要があると思うのです。

13

クスリに頼るのではなく、クスリを活用する

クスリに「頼っている」という後ろめたさ

「うつ」の治療において薬物療法が主流の今日ですが、クスリについて誤った認識を持っている方たちはまだまだ多いように思われます。周囲からの誤解や偏見もありますし、クライアント自身の間違った思い込みもあります。また、薬物療法はどんな状態に役立つのか、どんな場合には効果が期待できないのか、つまりその効用と限界について、大まかにでも知っておくことは大切なことです。

「まだクスリに頼っているようでは、治ったとは言えないな」

言葉にしてあからさまに言われるかどうかは別としても、周りからこんな見方をされてしまって窮屈な思いをしている方も少なくありません。また、クライアント自身でも「クスリに頼ってしまっている」と、ある種の後ろめたさを感じている場合も珍しくありません。

この「頼っている」という非難は、メンタル系のクスリにはどれも依存性があるという誤っ

たイメージから来ているのではないかと思われます。

「うつ」の治療で中心的に用いられる抗うつ剤には、通常、依存性はありません（以前、覚醒剤に分類されるリタリンという特殊な薬剤の安易な投与や乱用が問題になり、現在では処方が厳しく制限され、通常「うつ」に投与されることはなくなりましたが、これは例外的に依存性のあるものでした）。

ですから、抗うつ剤に関して「頼っている」と捉えることは、完全に間違った認識だと言えるでしょう。むしろ、大部分のクライアントは「飲みたくはないけれど、少しでも良くなるように」と祈るような思いで、面倒でも服薬を続けているのです。

しかし、もしクライアント自身が、クスリの使用に何らかのためらいや後ろめたさを持っている場合には、「クスリに頼っている」のではなく、「クスリを活用している」のだと捉え直していただくことが必要になります。

クスリは、必要な時にはきちんと用いることが大切で、その後状態が改善するに従って減薬され、あるところから先は必要性がなくなるものです。クスリを活用することが望ましい状態なのに、ためらって医師の処方とは違った中途半端な服薬をしてしまうと、かえって経過を長引かせてしまうことにもなりかねません。

抗うつ剤を飲んだら眠くなったのは副作用か？

「抗うつ剤を処方されて飲んだけど、すぐに眠気がひどく出たので、自分には合わないと思って飲むのをやめました」

薬物療法開始時に、このような理由で服薬を中止される方がいます。しかしこれは、副作用が出て薬を中止したのだから適切な判断だった、とは言えないところがあるのです。

以前から使われていた古典的なタイプの抗うつ剤（三環系や四環系と呼ばれる種類）では、確かにそのような可能性があることは否定できませんが、近年主に使われている新しいタイプの抗うつ剤（ＳＳＲＩやＳＮＲＩ等と言われる種類）では、古典的なタイプでしばしば問題になったような副作用（眠気、口の渇き、排尿困難など）がかなり改善されており、その眠気が、副作用ではなく「作用」によって生じた可能性も大いにあると考えられるのです。

治療を受け始めるまでは、クライアントは慢性的な精神の緊張状態にあり、内部にはかなり蓄積した疲労を抱えているものです。そこに、抗うつ剤が投与されたことによって、精神の緊張が突然緩み、蓄積していた疲労が一気に噴き出してきて、それが眠気として顕在化することは珍しくありません。ですからこの眠気は、むしろ望ましい変化の現れである可能性も大いに考えられるわけです。

この点についての見分けは専門医でなければ難しいことも多いので、独断による服薬の中止はリスクが高いと言えるでしょう。

飲み忘れても調子が悪くならなかったので……

「クスリを飲み忘れた日があって、それでも調子は悪くなかったので、もう要らないんだと思ってクスリをやめてしまいました」

これは、ある程度薬物療法を続けて、安定した状態にあるクライアントによく見られる現象で、数日後にガクンと状態が悪化するリスクの高い、危険な誤解の一つです。

これは、「飲んだクスリはその時に効くものだ」というイメージを持っているために起こった間違いだと考えられます。

多くの抗不安剤（minor tranquilizer、一般に安定剤と言われるもの）や睡眠導入剤などは確かに効果が現れるまでの時間が短く、一定時間効いた後に効果は減衰していきますので、そのように捉えてもあながち間違っているとは言えません。

しかし抗うつ剤の場合は、飲み始めても即座に効果が現れず、少なくとも数日以上かかって体内に一定量蓄積され、その後に本当の効果を発揮し始めるという性質があります。ですから、突然服薬を中止したとしても、体内に蓄積されていた分が徐々に放散されるために、すぐにはその影響が現れてこないのです。ちょうど、電気回路においてコンデンサーが組み込まれたような感じに相当します。ですから、断薬の影響というものは、数日後あたりに急激に現れてくる危険性が高いわけです。

このように、クスリの種類によってずいぶんと性質が違い、使用上の注意点も異なるので、これも専門医のアドバイスが欠かせません。

クスリの効かない「うつ」もある

「うつ」の状態は、脳内物質のアンバランスが原因である、という説が今日では主流になっています。先ほど触れた新しいタイプの抗うつ剤は、まさにそのアンバランスを調整してくれるありがたい薬剤です。

しかし、実際の「うつ」の治療においては、これらのクスリが良く効くタイプの方もあれば、ほとんど効果がない方もあります。大まかに言いますと、「内因性うつ病」や「躁うつ病」といった、旧来「うつ病」と診断されていたタイプの方たちにはかなり薬物療法が有効で不可欠なことが多いのですが、「適応障害」や「パーソナリティ障害」などがベースにあるような、新しく「うつ」と診断されるようになった病態の場合には、薬物療法ではごく限定的な効果しか期待できず、むしろ精神療法等が不可欠なのです。

脳内物質のアンバランスが、「うつ」の原因なのか？

さて、先ほども触れた脳内物質のアンバランスが「うつ」の原因であるという説について、ここで一つだけどうしても論じておかなければならないことがあります。それは、脳内物質のアンバランスを「うつ」の原因と言ってよいのだろうかという問題です。

確かに、脳化学的な研究や薬理学的な研究では、そのような「アンバランス」が確認もしくは想定されるでしょう。しかし、これはあくまで現段階の科学で観察され得る物質レベルの「現象」にすぎず、正確に言えば「中間現象」にすぎないのではないかと思われるのです。

「うつ病」や「うつ状態」は、決して先天性疾患ではありませんから、なぜある時までは正常に機能していたのに、急にアンバランスが生じたのかと考えると、そのアンバランスを引き起こした何ものかこそを、真に原因と呼ぶにふさわしいのであって、「中間現象」を原因と呼ぶべきではないと私は考えます。

ですから、アンバランスを薬物療法によって整える作業は、厳密に言えば「うつ」という状態に対しての対症療法なのであって、「うつ」を引き起こした何らかの根源に対する根治療法とは言えないわけです。

この真の原因としての何ものかは、その人の生き方に関わる深い次元での見直しを迫るメッセージを含んでいるもので、各人各様の内容を負ったものだと考えられます。その次元に向けてアプローチを行って根本的解決を目指す精神療法と、症状を軽減して療養しやすくすることで治癒力の発現を助ける薬物療法とを、それぞれの目的と限界を把握したうえで、病態や状態に合わせて上手に活用することが治療として必要なスタンスだろうと思います。

ですから、「クスリさえ飲んでいればよい」という考え方も「クスリには意味がない」という意見も、いずれも偏った認識なのであり、そのような極論に振り回されてしまうことはとても危険なことだと言えるでしょう。

14 「試し出社」で会社アレルギーは消える？
——段階的復帰プログラムの問題点

「うつ」で療養されていた方が職場などに復帰する際に、通常、段階的な復帰プログラムが用いられることが多いようです。またクライアント自身でも、家事や外出などの負荷を段階的に増やしていく方法でリハビリを試みる方もあります。

しかし実際には、常にこのアプローチがうまくいくとは限らず、挫折してしまうケースも少なくありません。

本節では、この段階的に負荷を増やす方法に潜む問題点について考えてみましょう。

順調に「試し出社」を開始したけれど……

Uさんは会社を「うつ」で休職し、半年ほど自宅療養を行ってきました。自宅で過ごすうえでは不調になることもなくなり、主治医やカウンセラーの勧めもあって、そろそろ少しずつ職場復帰に向けてリハビリをしていこうということになりました。

そこで、まずは朝の通勤時間に会社のある駅まで電車で行き、会社には寄らずに、そのまま帰ってくるという方法が提案されました。Uさんは、さっそくこれを実行し、初めはおそるおそるではありましたが、どうにか一週間続けることができました。

第一段階をクリアしたので、次は第二段階として会社の近くの喫茶店まで行って、そこで小一時間ほど新聞や雑誌を読んで過ごしてから帰るというやり方にチャレンジすることになりました。Uさんは、「会社の人間に会ってしまったらイヤだな」という不安も多少ありましたが、これもどうにか一週間やり通すことができました。

主治医からも「この調子なら大丈夫だろう」と言われ、会社の産業医の承諾も得られたので、いよいよ「試し出社」を行うことになり、まずは午前中の数時間だけから試してみることになりました。

久しぶりに出社してみると、職場の上司や同僚もUさんの復帰にとても協力的で、仕事も負担のないものに配慮してもらえました。客観的に見てもストレスの少ない状況が用意されており、Uさん自身も「この調子なら、順調に行けそうだ」と感じていました。

しかし、試し出社を始めて三日目の朝、Uさんはいつも通りに起床はしたものの、「出社したくない」という気持ちが理由もなく強烈に湧き上がってきてしまいました。「何もストレスなんかないはずなのに……」と何度自分に言い聞かせてみても、身体も心も頑として言うことを聞いてくれません。結局この日は出社できず、翌日以降も出社できなかったため、Uさんは再び自宅療養に戻ることになってしまったのです。

整形外科的なリハビリではうまくいかない

Uさんは、きちんと段階を踏んで復帰プログラムを実行したわけですが、なぜ途中で出社不能になってしまったのでしょうか。

このように、段階的に負荷をかけるリハビリテーションの方法は広く一般的に行われているものですが、これは整形外科的リハビリをモデルにしたアプローチだと考えられます。

整形外科的リハビリにおいては、弱ってしまっている筋力や固まってしまった関節の可動域などを回復させるために、徐々に負荷を上げていく方法が採られるわけですが、Uさんも復職にあたって、まさにこの方法論によるアプローチを提案され実行したのでした。

しかし、途中で心と身体が拒否反応を示し、このUさんのリハビリは残念ながら成功しませんでした。これは、「うつ」というものが、整形外科的な外傷や疾病で生ずる問題とはずいぶん質の違う問題を抱えているためと考えられます。

花粉症などに代表されるアレルギー疾患では、アレルゲン（花粉などの抗原）によってアレルギー反応が引き起されるわけですが、これはよくご存じの通り、たとえアレルゲンの量が少なくてもわずかでも取り込んでしまうとアレルギー反応が起こってしまうものです。ですから、例えば花粉症を治すために、徐々に花粉の曝露量を増やしていくような治療アプローチは通常は行われません。ただし「減感作療法」という特殊な治療アプローチにおいてはこの方法が採られますが、これを行ううえでは、アレルゲンが何であるかをきちんと特定し、アナフィラキシーショックという危険な状態に陥るリスクもあるため、これを考慮に入れたバックアップ体制が整った環境において、数年程度かけて慎重に行われます。

「うつ」は、「心＝身体」が拒否反応を起こした状態に相当するものであり、これはアレルギー反応ととてもよく似た現象です。ですから、このような病態に対して、整形外科的リハビリ・モデルは原理的にミスマッチだと考えられるのです。

何が拒否反応を引き起こしたのか？

「うつ」がアレルギー反応的なものであるとすれば、Uさんの場合も、職場に戻ってから拒否反応が現れているので、そこにいわばアレルゲン（抗原）があると考える必要があります。

Uさんの場合は、どうも職場の人間関係が問題というわけでもなさそうです。すると考えられるファクターとしては、Uさんの職務内容に何かあるのかもしれません。例えば「この仕事をしていくことに、もう意義が感じられない」という気持ちが心の奥に潜んでいたり、「この仕事をすること自体が、自分を裏切っている行為に感じられる」ということがあったりするのかもしれません。

クライアントによって拒否反応のポイントは千差万別なので、何が問題なのかについては、丁寧に個別のアプローチをしなければ見えてこないものです。しかも、そのような気持ちは心に深くしまい込まれてしまっていて、本人が自覚できていない場合も少なくありませんから、専門的なアプローチが必要になります。

抱えるテーマによって拒否反応が出るポイントが違う

Uさんの行った復帰プログラムを例にして考えてみた場合、ケースによってはもっと早い段階で拒否反応が現れることもあれば、もう少し後になって挫折してしまう場合もあるでしょう。

「頭」による自己コントロールを長年強力に行って生きてきたタイプの人が、それに対する「心＝身体」の反発で「うつ」状態になった場合には、仕事がどうのという以前に、「復帰プログラムを実行する」という「頭（理性）」主導の方法を採ること自体にアレルギー反応を示すでしょうから、初期段階で失敗してしまう可能性が高いと考えられます。あるいは、その「会社」自体に強く嫌悪感を抱いてしまっているケースでは、会社の近くまで行ってみるリハビリ段階で拒否反応が出る可能性が高いでしょう。

また、通勤電車のところで拒否反応が現れる場合もあります。この場合には、都市生活自体が私たちに強いてくる非人間的な不自然さに対して、「心」が激しく嫌悪感を示しているのかもしれません。

これらはほんの一例にすぎませんが、クライアントごとにさまざまなテーマが潜んでいるもので、その深さや広がりも決して一律ではないのです。

広がってしまったマイナスイメージを絞り込む

大抵の場合、「うつ」を発症した時点では拒否反応を感じる対象は、かなり広範囲に広がってしまっていることが多いようです。

人間はイメージというものに大きく左右される生き物ですが、マイナスのイメージというものは、我慢して過ごしているうちに、知らず知らず周辺のものにまで拡大していく性質があります。例えば、会社の特定の人物に激しく嫌悪感を抱いていたものが、会社全体への嫌悪感に発展し、さらには会社の所在地周辺にまで及び、業種全体にも及び……といった具合です。

ですから、治療のアプローチでは、この広がってしまっているマイナスイメージを、丁寧に絞り込んでいく作業が欠かせません。その作業が進んでいって初めて、拒否反応を引き起こしていた核となるオリジナルのテーマが抽出されてきます。そしてそのテーマに基づいて、そのクライアントが社会復帰する望ましい方向性も、自ずと明らかになってくるのです。

その方向性は、以前と同じ仕事や人生に戻ることである場合もありますが、大きく人生の軌道を変えることがふさわしい場合もあります。

同じ職場に戻ることを目指して単一に整形外科的リハビリ・モデルを当てはめてもうまくいかないことがあるのは、一口に「うつ」と言っても実に多様なテーマが潜んでいるからであり、解決の方向も個別的なものだからなのです。もし花粉症などに準じて「減感作療法」的アプローチを行うのだと考えるにしても、多くの場合、何に対する拒否反応なのかというアレルゲン特定の作業が十分になされないままに、やみくもに復帰プログラムに放り込まれてしまっていることが多いのです。

ただし、その人の拒否反応の原因になっていたポイントや「うつ」が担っているテーマを十分に扱ったのちに、ふさわしい場所に向けて社会復帰を図る場合には、いきなり通常の負荷をかけるやり方では乱暴なので、そこから先のプロセスは段階的な復帰プログラムでアプローチすることが望ましいのは言うまでもありません。

15 「適応」とは「麻痺」の別名
――「適応障害」をめぐって

封建的な色彩の強い組織では、構成員は役割を従順に遂行することだけを求められ、それぞれの個性や自己主張は邪魔なものと見なされてしまう傾向があります。

そのような組織は、意図的かどうかは別として、構成員に何らかの精神的「去勢」を施して既存の秩序を維持しようとします。ことに封建的体質の強い組織の場合には、構成員に対してしごきのような通過儀礼を課したりして、人間の均質化を図ろうとする場合もあります。

こういった通過儀礼は、往々にして理不尽なものであることが多く、これに拒否反応を示した人間は「適応に失敗した弱い人間」と見なされてしまいます。窮屈な環境や理不尽な強制に対して、拒否反応を示すのは人間としてごく自然なことなのですが、組織の側からは「ストレス耐性が低い」と評価されてしまいます。

かつて、当時の皇太子妃殿下についての報道により広く認知されるようになった「適応障害」という診断名がありますが、これはストレスに満ちた環境が原因となって引き起される不調で、抑うつや不安などが生じ、仕事や学業にも支障をきたしてしまうものです。これは本来、「うつ病」とは位置づけの異なる診断なのですが、実際にはそう明確な線引きができるわけではありません。

この「適応障害」の解決のためには、まずは環境の中にあるストレス因子の除去が優先されるべきなのですが、しかし、「適応障害」という診断名からは、どうしても「本人がその環境に適応できるようになること」が治癒像であるかのようなニュアンスが醸し出されてしまいます。

「適応」するとはどういうことか?

「適応」とは、外的環境に対して自分を変化させて、うまく合わせられるようになることを指します。しかし、その際に自分の内部に起こる変化とは、どんな内容なのでしょうか。

人間は、新しい環境に身を置いた場合に、まずは全方向に感覚のアンテナを向けてさまざまな情報収集を行います。どこに何があるかといった基本的な空間把握に始まり、自分にとって重要度の高い物事は何であるか、どの人間がどのようなポジションにあり、誰が自分にとってキーパーソンなのか、自分はどう位置づけられているらしいのか、そしてこの場ではどう振舞うのが望ましいのか、等々。そのため、どんな人でも新たな環境に「適応」するために、通常数ヵ月程度は精神的に非常に疲れるのです。

このような初期の情報収集において、自動的に省力化が図られて、重要性の低いことからは注意を撤退させ、徐々に大事な対象に限定して注意を向けるようになっていきます。

しかし、自分にとって苦痛であるような環境要因に対しては、どうしても注意を撤退させることはできません。なぜなら、生き物として「苦痛である」と感じることは、すなわち自分にとって「有害である」という重要な警告であるからです。

「適応」とは「麻痺」の別名

「苦痛」から逃れるのが動物としては自然な反応なのですが、社会化された人間の場合には、そう簡単に逃げ出すわけにもいかない場面も多々あります。そんな場合に、人間はどうにか「適応」しようとして、「苦痛」を感じないように次第に自分を「麻痺」させていくのです。

しかし、「苦痛」の要因に対してだけ限定的に「麻痺」が起こってくれればよいのですが、残念ながら人間はそのように作られてはいません。

ある一つの感覚や感情について「麻痺」を起こす必要が生じると、それは避けがたく五感や感情すべてに波及してしまうという性質があります。まずい料理をまずいと感じないような味覚は、美味しい料理を美味しいと感じられないだけでなく、視覚や聴覚などにも拡大して、全般的に不感症的な変化を引き起してしまうのです。つまり「適応」という変化は、大なり小なり五感を「麻痺」させ、感情を「麻痺」させることにほかならないのです。

非人間的な満員電車に「適応」し、味気ない直線によって構成された建物に「適応」し、休みの少ない労働環境に「適応」し、効率至上主義に「適応」し、計画と実行に「適応」し、選択と集中に「適応」し等々、気づくと私たちはいろいろな「苦痛」を感じなくなった代わりに、「喜び」からもずいぶん遠ざかってしまっているのです。

「適応」=「正常」は危険な認識

このように考えてくると、「適応障害」というものを「麻痺障害」と言い換えてみる視点が生まれてきます。つまり、「適応できない」ということは、「麻痺できない」ということでもあるわけです。

体制の側に立って見た場合には、容易に「適応」してくれて体制の役に立つ人間が重宝されるでしょうし、それを「正常」として捉えることでしょう。

しかし、仮にこれを偏狭な独裁者が支配する全体主義的国家の中にでも場所を移して想像してみると、「適応」イコール「正常」と断ずることがいかに危険であるかが分かります。実際、人類の歴史を振り返ってみると国家的犯罪や組織的犯罪などは、常に体制に「適応」した「正常」な人間たちが忠実に任務を遂行した結果、引き起こされたものでした。

ですから、私たちは「適応障害」の原因を本人のストレス耐性の弱さに帰結させる前に、その環境がはらんでいる問題点について一度丁寧に検討してみる必要があるのではないかと思うのです。そして、その環境に問題がある場合には、そこに不感症的に「適応」している人間を「強い人間」とか「大人である」として称揚してしまうような価値観から、私たちは脱しなければなりません。

何が正常なのか？

不自然なものに違和感を抱き、悩まざるを得ない悩みを悩むことを、病的な状態と診断してしまうのだとしたら、医療は単に現状の社会に「適応的」な人間を作り出す装置に成り下がってしまうでしょう。ことに治療者自身が「適応的」であることに何の疑問も抱いていないような場合には、クライアントが不自然な環境に対して正常に反応したものを「異常」と捉えてしまうおそれもあります。

例えば、少々専門的な話になりますが、従来「躁うつ病」と言われていた病態は、近年、診断マニュアルによって「双極性感情障害」と呼ばれるようになり、この「双極性障害」にはI型とII型があるという考え方が主流になってきています。

従来「躁うつ病」とされていたものはI型に分類されるのですが、従来は躁状態とは見なされなかったような軽微なものまでも「軽躁状態」として見る考え方が隆盛となり、「双極II型障害」という診断が登場したのです。

しかし、このII型の診断には、どこまでを躁状態と見るかという判断の難しさがつきまといます。実際、私から見ても、例えば正常な意欲に基づく活動性の亢進や不適切な医療に対する異議申し立てなどが「軽躁状態」として捉えられてしまい、「双極II型障害」と診断されてしまっているケースが少なくない印象があります。

特に、何らかの突出した資質を持っている人や、人並み以上のエネルギーや自我の強さを備えている人に対して、その熱中ぶりや言動の勢いを「軽躁状態」と捉えられてしまうことが多いように思われます。ことに私たち人間は、標準域から上に外れたものについて、捉え違いをしてしまいやすいのです。

メンタルな問題を扱う医療では、どうしても、治療者が自分自身を基準にしてクライアントを診断してしまうという主観的なバイアスを完全には排除し切れない限界があるのですが、しかしそれでも、「正常」なものが「異常」と診断されてしまうことがあるとしたら、それは看過できない問題です。

何を基準に判定すべきか?

スイスの精神療法家アルノ・グリューン氏は、『「正常さ」という病い』という著作で、次のようなことを述べています。

現実の世界における人間的な価値の喪失にもはや耐えられない人々が、「狂っている」と見なされる一方で、人間の本質を放擲してしまった人々には、「正常性」の証明書が与えられている。そして、われわれが権力を委ね、われわれの生活と未来について決定させるのは後者の人々なのだ。彼らは現実に正しく近づく術を心得ていて、それを扱うことができるのだと誰しも信じている。しかし、「現実との関係」が、その人の精神的な病気、あるいは健康を確認する唯一の尺度なのではなく、どの程度まで、絶望のような人間の感情、共感のような人間の知覚、感激のような人間の体験が可能なのか、あるいはどの程度までそれらを失っているかということも問われなくてはならない。

(『「正常さ」という病い』、アルノ・グリューン、馬場謙一・正路妙子訳、青土社)

つまり、「現実との関係」を尺度にして人を判定することは、「適応」イコール「正常」という考え方に基づくことになり、最も麻痺した人が最も健康と判定されることにもなりかねないのです。アルノ・グリューン氏は、そのような誤った判断に陥らないためには、その人の人間的な感情や知覚が自然に動き反応しているか、その人が人間的に生きているかどうかということを尺度にすべきだと言っているのです。

マイノリティは真っ先に反応する

現代社会の持つさまざまな不自然さや歪みについて、鋭敏さを失っていない一部の人たちが、真っ先に何らかの反応を示し始めます。

しかしそのような人たちは、しばらくの間はマイノリティ（少数派）でしかないため、マジョリティ（多数派）はそれを奇異な目で眺め、ともすると彼らに「弱い者」「異常な者」「不適応者」といった評価を下してしまいがちです。

苦悩や苦痛を抱え医療機関に相談に来る人を「患者」と見なし、そうでない人々を「健常者」と見なすのが一般的な視点になっていますが、私は、これが案外逆の場合も多いのではないかという感想を持っています。例えば、受診してきた人が、所属する家族や会社などの組織の問題点を最も鋭敏にどこかで感じ取っていて、いわば代表者としてその歪みについて取り組む役どころになっていると思われるケースが多々あるからです。

現代の「うつ」についても、やはりそういった意味で現代の社会のさまざまな問題点を先端的に反映した警告のメッセージであるように思われてなりません。

詩人の警鐘

しかし、「適応」が「正常」とイコールで結ばれてしまいやすい風潮の中で、断固として「麻痺」を拒む在り方は、決して容易なものではありません。

いつの時代でも、真の詩人は鋭敏なマイノリティとして、感覚や感情が麻痺させられることを拒み、美しいもののみならず、異常なものや不自然なものに対しても鋭敏に反応し、詩という「暗号」を用いて、私たちに警鐘を鳴らしてくれます。

惜しくも二〇〇六年に七九歳で逝去された詩人・茨木のり子氏は、そんな詩人の一人でした。詩集『鎮魂歌』の中の「汲む」という詩の後半部分に、こんな言葉があります。

　大人になってもどぎまぎしたっていいんだな
　ぎこちない挨拶　醜く赤くなる

失語症　なめらかでないしぐさ
子供の悪態にさえ傷ついてしまう
頼りない生牡蠣のような感受性
それらを鍛える必要は少しもなかったのだな
（中略）
あらゆる仕事
すべてのいい仕事の核には
震える弱いアンテナが隠されている　きっと……

（『茨木のり子集　言の葉　1』、筑摩書房）

「鍛える」という言葉も、麻痺的に「適応」することを美化するような毒を含んでいるわけですが、ここで茨木氏は「頼りない生牡蠣のような感受性／それらを鍛える必要は少しもなかったのだな」という表現によって、ごく静かにその毒に抵抗し、ひそやかに告発を行ったのです。

詩それ自体は、何の経済効果も生み出さないものかもしれませんが、私たちが生きる「質」を目覚めさせてくれる大切な役割を果たしているもので、決して「あってもなくてもよい」ようなものではないのです。

第四章

「うつ」とどう付き合うか？

16

間違っていませんか？
――「うつ」への接し方

なぜ「励ましてはならない」のか？

「うつ」で療養中の人に対して、ご家族など周囲の人から「どう接したらよいのでしょうか？」「何か注意すべきことはありますか？」といった質問を受けることがよくあります。周囲の方たちにとってみれば、「うつ」の状態の心理は理解しがたく、接し方について戸惑ってしまうのも無理はありません。

しかし、よく言われているような「励ましてはならない」といった単発のマニュアルに従ってみても、それが表面的なものに終わってしまうことが多いようです。

「うつ」の方に対する間違った接し方には実にさまざまなものがありますが、いずれも「うつ」が起こるからくりが理解できていないところからきている問題だと思われます。

これまで述べてきたように、「うつ」とは、「頭」の一方的な独裁に対して、「心＝身体」がある時点でたまりかねてストライキを決行した状態です。

「頭」とは《理性の場》であり、自己コントロールを志向する《意志の場》でもあります。それに対して「心＝身体」のほうは、大自然の原理を持っていて、欲求や感情を生み出す《意欲の場》です。人間の生き物としてのエネルギーの中心は、こちら側にあります。

このような人間の基本構造と「うつ」のからくりが理解できれば、なぜ「励ましてはならない」と言われるのか、そのエッセンスがはっきり見えてきます。

つまり、「励ます」ということは、「頭」の《意志》による自己コントロールを再び強化せよと言っているわけですから、ストライキに対して軍隊を向けるようなもので、事態が泥沼化するのは明らかです。しかもクライアントの「頭」は、「自己コントロールが十分に利いて有意義な活動ができるような自分でなければ、自分には価値はない」という考えを持っていることが多いため、励まされても思うように動かない自分自身を情けなく思い、いっそうの自己嫌悪に陥ってしまいます。これが場合によっては、自殺願望を強めてしまうおそれもあるわけで、だからこそ「励ますこと」が危険なのです。

小手先の気遣いは「うつ」には通用しない

しかし周囲の人は、表向きは「励まし」たりしなくとも、一日でも早く有意義な活動ができるようになってほしい、と期待して待っているものです。もちろん、クライアントの一日も早い社会復帰を願うことは、現代社会に生きる周囲の方々にとってはごく当たり前の気持ちでしょう。

しかしだからといって、「うつ」はそれを大目に見てはくれません。なぜなら、「うつ」という状態を引き起している「心＝身体」は、先ほど述べたように、そもそも大自然の原理で動いている場所だからです。

現代社会が重きを置くような「人間は働くべきものだ」「少しでも無駄なく人生を進めるべきだ」「毎日を有意義に過ごすべきだ」「常にキャリアアップを目指そう」「時は金なり」「寸暇を惜しんで勉強せよ」「努力してこそ成功する」「常に右肩上がりの成長が望ましい」等々の価値観に長い年月従わされてきて、大自然由来の「心」はもうすっかりうんざりしていて、その気配には相当敏感になっているものです。厳しい指摘かもしれませんが、クライアントは周囲のちょっとした言葉や気配から、元のままの現代的な価値観や生活に戻るように期待されているらしいことを鋭敏に感じ取るものです。ですから表面をいくら取り繕っても、なかなかごまかしは利きません。

そしてクライアントはもともと、周囲の期待に過剰なまでに応えようとする傾向がありますから、そのような期待にうまく応えられないことで、焦りと自己否定をさらに強めかねないのです。

「良くなった」と周囲が喜ぶことにも落とし穴が！

「うつ」の経過において、療養によりエネルギーが回復してきて、見た目には調子の悪さが消えてくる時期があります。周囲の方たちも、明らかに「良くなった」と見えるので、やっと一段落といった気持ちになります。

しかしここで、ともすると見逃されがちなポイントがあります。周囲の人に「良くなった」と見える状態であっても、実は、クライアントが再び「周囲の期待に応える」というスタイルを復活させただけであることが、案外少なくないのです。エネルギーが枯渇していたどん底の時期には、「期待に応える自分」を演ずることはできなかったのですが、エネルギーがある程度戻ってくると、再びそれを演じてしまうこともあるのです。

特に「自己愛不全（自分自身を愛することがうまくいっていない状態）」をベースに持っているタイプの方では、「周りの人にもうこれ以上心配をかけられない」と思い、不調時には衝動的に吐き出せていた「鬱積した感情」を、「また吐き出したりしたら、せっかく『良くなった』と喜んでいる周囲を悲しませてしまう」と考え、再び飲み込んでしまいがちです。

つまり、周囲が「良くなった」と言って喜んでいることが、クライアントに対して「もう決して逆戻りしたような悪い状態を見せられない」といったプレッシャーになってしまっている場合があるわけです。

望まれるクライアント像を演じることも

このように、周囲の人が表面的に言動だけを整えたとしてもどうにもならないのが、「うつ」の方に対するサポートの難しさです。

治療者自身すら、現代社会的な価値観に身を置いたまま治療を行っていることは珍しくないので、クライアントはそんな治療者に本心を話すこともできず、望まれているクライアント像を演じ続けていることもしばしば見られる状況です。そんな状況の中で、「心」が発した拒否反応のメッセージを正しく受け取り「うつ」を脱する作業を進めることは、クライアントにとって大変困難なことです。

右を向いても左を向いても、「有意義に生産的に生きなければならない」「一日も早く社会復帰すべきだ」といった「頭」重視の価値観だらけの社会の中で、もし誰か一人だけでもそんな価値観から自由な人間が周囲にいれば、クライアントにとってはその人の存在が大きな救いになるでしょう。

ですから、周囲の人にできることがあるとすれば、簡単ではありませんが、その人自身が「頭」支配を脱した存在になることを目指すことなのです。

「うつ」は、現代人すべてに警告を発している

「うつ」という病は、今日では、もはや個々人に起こった病として考えることだけでは済まないところまできています。大局的に見れば、現代社会全体が追い求めている価値観のはらむ問題や、現代人の不自然極まりない生き方に対する大きな警告のメッセージを、現代の「うつ」は告げようとしているのです。

およそ人間的とは言えない満員電車に押し込まれて毎日通勤し、機械仕掛けの時計の時間に追い立てられ、効率優先・利潤優先の要請に追い回されて、プライベートを楽しむための方便として仕事に行くはずだったものが、仕事の疲れをとるだけのプライベートになってしまう本末転倒。老後の心配のほうに重点がシフトして「いまを生きる」ことがなおざりにされ、生きる楽しみの大切な一つであるはずの食事までもガソリン補給のようなものに成り下がる。翌日起きなければならない時間のために就寝時間が決められ、すぐに寝つけなければ「不眠症」ということになってしまう……。

このような現代人の生活に疑問を抱かないことを「適応」と呼び「正常」と見なし、そこに戻すことを治療のゴールと思い込んでいる現代の医療も、「うつ」の発する警告を真摯に受け取る必要があるでしょう。

治療者も含め、往々にしてクライアントの周囲にいる人間は、「自分は正常だ」という前提を疑うこともなくうまい接し方だけを求めがちなのですが、そのアプローチは残念ながら実を結びません。

「うつ」に本気で関わるということは、クライアントとともに、「うつ」が知らしめようとしている現代人へのメッセージを受け取り、自分自身が率先して、より自然な生き方に身を開いていこうとすることにほかならないのです。

17 「うつ」の人には余計な一言？
——外出や運動の勧め

「そんなに家に閉じこもってばかりいると余計に気分がふさいじゃうでしょ。少しは外に出て気晴らししてみたら？」

「寝転がってばかりいないで、ちょっとは身体を動かさないと気分も晴れないわよ。近所を散歩でもしたらどう？」

「うつ」状態で療養をしていると、こういったアドバイスを周りから受けることがよくあります。しかしクライアントにとっては、ちょっとした外出や運動であっても、かなり心理的に負担を感じてしまう場合が少なくありません。

「うつ」の人は、なぜ外出することや運動することを負担に感じるのでしょうか？

人間は「心理的なバリヤー」を張って生きている

人は普段、外出することなど何でもない当たり前のこととして生活していますが、これがひとたび「うつ」の状態に陥ってしまうと、突然、外出することが大変な勇気を必要とするものに変化してしまいます。「家の中でそこそこ動けるんだったら、近所に出かけるくらい大丈夫だろう」と理屈のうえでは考えられるかもしれませんが、これが心理的にそう簡単にはいかないのです。

人間の行動というものを、目に見える肉体の動きだけで捉えてしまっては、こういった現象をうまく理解することはできません。

人間は外界との接触に際して、目に見えぬバリヤーのようなものを自然に作り出していて、外界から侵害されないように防御しながら生きていると考えられます。ちょうど、免疫機能を備えることによって外界の細菌やウイルスに対する抵抗力をある程度持つように、人間は心理的にも抵抗力と呼べるようなものを備えているわけです。

しかし、精神的なエネルギーが低下してしまってこの心理的なバリヤーが弱体化してくると、いままで何でもなかったはずのことに次々と支障が出てくるのです。

親しい家族との接触すら負担になることも

「うつ」の話から少々外れるように思うかもしれませんが、ここで「引きこもり」に陥った人の状態について考えてみましょう。人間の心理的バリヤーが最も弱体化した時に陥るのが、近年「引きこもり」と呼ばれているような状態です。

心理的バリヤーが極端に弱まると、慣れ親しんでいるはずの家族との接触すらも大きな精神的苦痛を伴うようになってしまい、自分の部屋に「引きこもる」ようになります。これは、心理的バリヤーが張れないので、その代わりに、壁やドアで囲まれた自分の部屋という物理的なバリヤーを必要とするための現象です。

「うつ」ではそこまでの状態に陥ってしまうことは多くありませんが、しかし、自分以外の人間との接触が、たとえ仲の良い家族とであっても辛く侵害的に感じられてしまうことは、「うつ」の方にも十分あります。これは、周りにいる人たちがぜひ心に留めておきたいことです。

「引きこもる」ことには意味がある

このように、人は心理的なバリヤーが弱体化した時に物理的バリヤーの中に「引きこもる」わけですが、それは決して単に身を守るためだけではありません。

ここで、ちょっと「卵のふ化」について考えてみましょう（図6）。

図6　卵のふ化

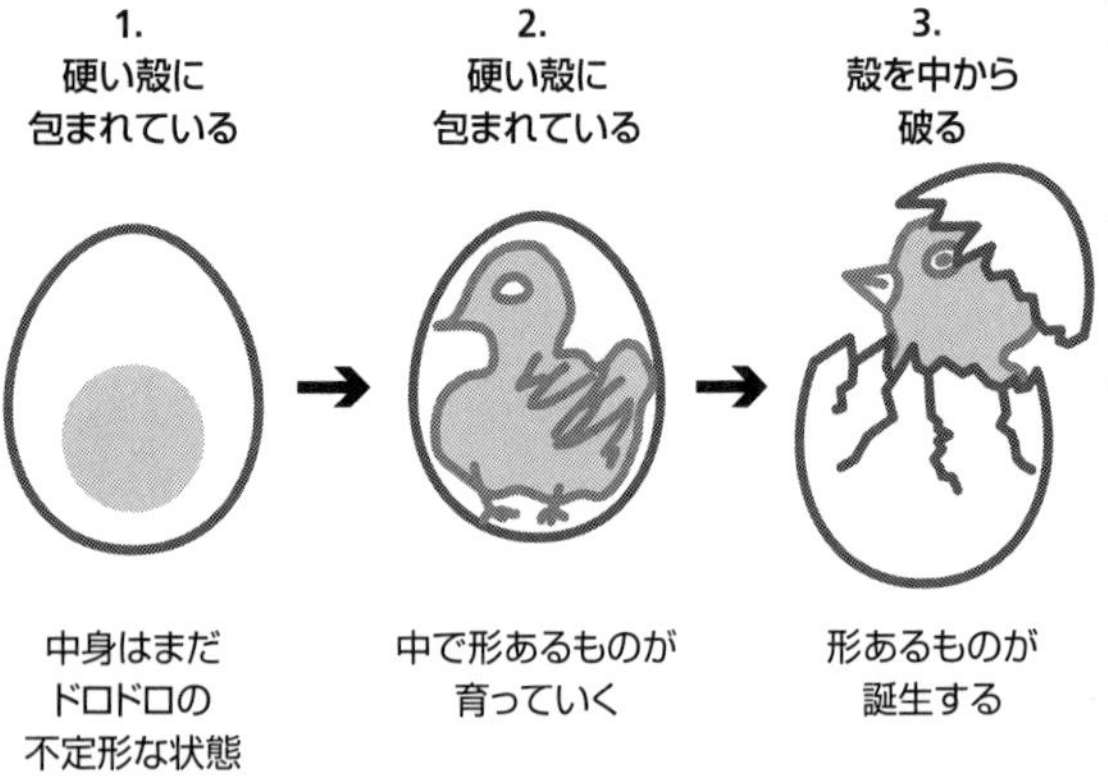

1のように、中身がドロドロで十分に形を成すことができないうちは、その外側に硬い殻が必要です。そして殻に守られながらも、その内部では徐々に何かが形作られていきます。それが殻を必要としない強さにまで成長すると、自ずと中から殻が破られ、形あるものが誕生することになります。

「引きこもった」状態とは、まさにこの1や2のような殻の中の状態に相当します。それは外界から身を守りつつ、次に誕生する新しい自分を準備していることでもあるわけです。

第三章でも「真に治るとは、元の自分に戻ることではなく、モデルチェンジした新たな自分に生まれ直すことである」といったことを述べましたが、その「生まれ直す」プロセスとは、まさに、この「卵のふ化」に相当するような順序を経るのです。

「体力」がなくなったわけではない

ですから、「引きこもり」的状態にいることを単に良くないことと見てしまって無理に引っ張りだそうとすることは、大切な「ふ化」のプロセスを阻害してしまう危険があります。まだ自分から動き出したい状態になっていない段階で、外に出ることや運動を勧めることは、図6で言えば1や2の段階で殻の外に出るように促しているようなものですから、当然、良い結果を生みません。

もちろん、療養中でもどうしてもやむにやまれぬ用件があって、外出したり人と会ったりしなければならないこともあるでしょう。しかし、その後で異常なほど疲労を感じてしまう場合には、まだ3の段階にはいたっていないと考えるべきでしょう。

ちょっとした外出だったにもかかわらずその後数日以上寝込まなければならなかったといった話を、クライアントからよく聞きます。そんな自分の状態について、「大して歩いたわけでもないのに……」と不思議に思い、「ずいぶん体力がなくなってしまっている」と考えてしまう方がありますが、これは決して「体力」が主たる問題だったのではありません。心理的バリヤーが十分に張れない段階で外界に触れたことによる、精神的エネルギーの消耗が原因なのです。

これを「体力の低下」と捉えてしまって、そこから「運動をしなければならない」と考えてしまうと、「〜しなければならない」という「頭」の must 的指令で自分を動かそうとするのですから、「心＝身体」側の反発を招きうまくいきません。しかし、これが療養が十分に行われた3の状態になれば、必ず「心＝身体」は自発的に身体を動かしたくなったり、外に出てみたくなったりするものです。

ですから、それまでは「体力」という発想を持ち込まず、むしろ「億劫さ」や「怖さ」に従って過ごすことが、質の良い療養のポイントだと言えるでしょう。

「電話一本」の勇気が出ない

「うつ」の初期段階において、よく「電話一本かけられない」とか「電話に怖くて出られない」といった状態が起こります。

例えばある朝、会社に行けそうになく調子が悪いと感じる。当然、職場に「調子が悪いので休みます」という電話を一本入れるべきところですが、これがなかなかできず、結果として無断欠勤になってしまう。そんなケースはとても多いようです。

これも、その人が図6の1のような状態に陥っているために、電話で話すだけのこととはいえ、他人という外界と接触しなければならないことがたまらなく怖く感じられて、「ほんの電話一本」が心理的に負担が大きく、そのために生ずる現象なのです。

ですから、普段は社会的常識があってマナーをわきまえている人でさえも、ひとたび「うつ」状態に陥ってしまうと、このように電話一本かけられなかったり、取れなかったりしてしまうことがあり得るわけです。

このように、心理的なバリヤーの問題を考慮に入れることによって、元気な人にとっては何でもないような行動が、「うつ」状態の方にとってはとても大きな困難を伴うということが、少しでも理解しやすくなるのではないかと思います。

18 逃げてはならない?

――「うつ」の人にもよく向けられる精神論

日本人の大好きな精神論の一つに「逃げてはならない」という考え方があります。これが昔から日本人の勤勉さや忍耐力の支柱となり、社会の繁栄に貢献してきたことは間違いのないところでしょう。特に、封建的な社会を生き抜いたり、貧困等の問題を克服したりしなければならない状況下では、この種の精神論は有用なものだったと考えられます。

しかし、今日の多様化した時代を生きる私たちの内部では、このような旧来の精神論と「自分らしく生きたい」という自然な欲求とがしばしば不調和を起こし、さまざまな苦悩を引き起こすようになってきています。「うつ」状態に陥る人が増えている背景としても、この問題の存在は無視できません。

逃げは積極的な危険回避行動
――これって、逃げなんでしょうか？

よくクライアントから質問されるフレーズです。

これに対して、「そうですね、逃げだと思います」または「いいえ、決して逃げではありませんよ」と答えることは、いずれも適切ではありません。それはなぜでしょうか？

まず、この問いかけにおいては、「逃げ」という言葉にあらかじめネガティブな意味が込められています。これをそのままにして返答するのでは、それがYesであってもNoであっても、「逃げ」＝「悪いこと」の価値観が温存されたままになってしまいます。

この問答では、たとえ「逃げではない」という話に落ち着いたとしても、いずれ別の問題に突きあたった時に、再び「この決断は逃げではないだろうか？」と、同じ問いを発しなければならなくなってしまいます。そこで必要なのは、この「逃げ」という言葉に付着したネガティブな意味を引きはがしてしまうことなのです。

例えば、家が火事になったら人は逃げるものでしょうし、戦国時代の合戦などにおいて明らかに形勢不利な場合には、いったん兵を引き揚げて（つまり「逃げ」て）援軍を得たりしたのです。

このように、一概に「逃げ」が「悪いこと」や「消極的なこと」だとは言えません。生き物である私たち人間は、自分が置かれている状況が自分にとって危険だったり不快だったりする場合には、自然な反応として「逃げよう」とするものです。これは、私たちの「心＝身体」が自然に行う反応です。

これに対して「頭」に「逃げてはならない」という価値観がすり込まれている場合には、「心＝身体」が「逃げよう」とすることを承認せず、自分の内部に対立を引き起こしてしまいます。

葛藤は良いが、抑圧は危険

心理学で葛藤や抑圧という言い方がありますが、「頭」と「心＝身体」が対立した場合には、人はこのどちらかの状態に置かれます（図7）。

葛藤の状態では、「頭」由来の△と「心」由来の〇とが、「頭（意識）」の中で対立していま

図7　葛藤と抑圧

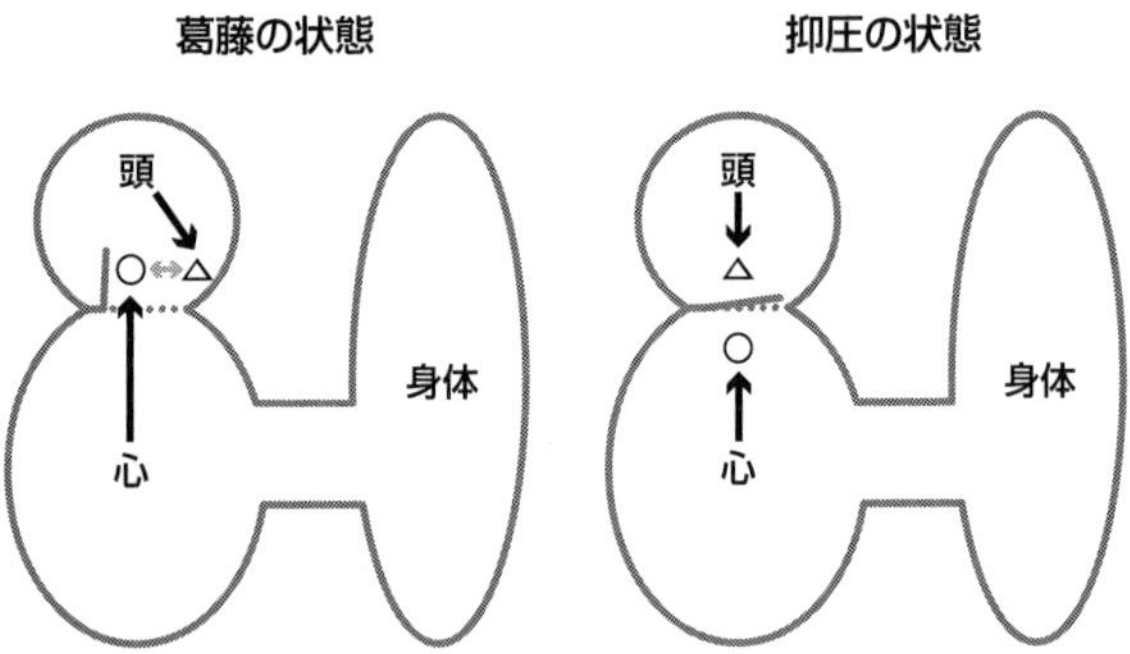

す。これは、自覚的に「悩んでいる」状態に相当します。

　一方、抑圧の状態では「頭」が「心」との間の蓋を閉めてしまい、「頭（意識）」の中では△しか見えず、「心」由来の○は意識されません。意識の水準においては△の一人勝ち状態になっています。

　葛藤は、自覚的に悩まなくてはならないという意味では辛いものです。しかし、「心」の声をシャットアウトしていないという点において、健康な状態の一つだと言えます。しかし、この自覚的に悩む辛さを解消しようとして、人はついつい蓋を閉めて「心」の声を封じ込めてしまいがちです。これが抑圧なのですが、ある限度を超えて封じ込めを行ってしまった場合には、「心＝身体」がストライキを起こして「うつ」状態に陥ったり身体症状という形で悲鳴を上げることになってしまうのです。

ですから、「逃げてはならない」という考え方が「頭」に強固に取り入れられてしまっている場合には、内部に抑圧の体制が生じやすく、「うつ」等の問題が引き起こされる危険性が高まると考えられます。

「根気がない」という非難

「逃げてはならない」という精神論のヴァリエーションとして、「根気がない」「一つのことが長く続いたためしがない」という非難もよく耳にします。

ことに日本人は、一つのことに専心して「道」を極めることをとても賛美する傾向があります。もちろん、その人が一生をかけるに足るものと出合えた場合には、結果として、このような生き方が達成されることもあるでしょう。

しかし、多様化したこの現代にあって、何をして生きていくのかという選択肢が無数にあって、自分がこれだと思えるものに人生の早期に出合えることは難しくなっています。

幼少期からお受験等の事情で大人顔負けの過密スケジュールで塾や習い事に通わされ、親の選んだ学校に入り、本人の好奇心やモチベーションの発現をなかなかゆっくりと待ってはもらえず、バーチャルな知識を消化することに重点が置かれた教育が、切れ目なく行われていきます。緩やかで退屈な時間がたっぷりあって、その退屈さゆえに好奇心を発動してオリジナルな遊びを見つけていくべき幼少期や学童期において、「あとで受験の苦労をさせたくないから」という一見合理的な理由のもとにお受験の日々を強要されてしまうことによる弊害は、後々になって現れてくることが多いように思われます。

そんな日々を過ごしてきた後で、ある年齢がきて、いきなり自分の進路を決めるよう求められるわけですが、はたしてそこでどれだけの若者が、自分の一生をかけるに足る間違いのない選択ができるでしょうか。

試行錯誤は必要な回り道

近年、「何をやりたいのか分からない」という悩みが若い世代を中心にして急増していますが、このように情報処理にひたすら追われる状況下で人が育てられてしまうと、「頭」というコンピュータを動かすことには習熟しても、「心＝身体」が「〜したい」「〜が面白そう」と自由に発言することが慢性的に抑制されてしまって、自分の意思の表明として「逃げたい」「やめたい」という拒否反応を発するのが精一杯、ということも少なくありません。その意味で、学生や社会人になってから遅ればせながらの試行錯誤が行われるのは仕方がないことであり、必要な回り道であるとすら言えるでしょう。

「心」が本当に「面白い」「やってみたい」と思うものに出合った時、人は多少の障害があっても、「逃げ」たり続かなかったりはしないものです。

しかし、「心」が十分に力を持ち、真に意欲を感じられる対象と出合うまでには、周囲が思っているよりも長めの猶予期間が必要とされるものです。ですから、その試行錯誤の最中には、本人自身が誰よりも「これは単に逃げているだけなんじゃないか？」「何をやっても根気がないダメな自分なんじゃないか？」と厳しく自分を疑っていることを、周囲の人間は理解しておく必要があるでしょう。

19 恵まれているからこそ

――世代間ディスコミュニケーションの背景にあるもの

「うつ」についてマスメディアが取り上げる機会も増え、社会的にもメンタルヘルスへの意識が高まってきて、研修や啓蒙活動が活発になされるようになりました。しかし、依然として「うつ」に陥った人を取り巻く人間的環境は、まだまだ十分なものであるとは言えません。

とりわけ、上司と部下、親と子などの基本的価値観の相違は、世代間のディスコミュニケーションを生じやすく、マイナスの環境要因になりやすいものです。

——何不自由なく恵まれているはずなのに、何を悩むことがあるんだ？

——自分たちの若い頃は、「自分らしく」なんて考える暇はなかった。どんなことでもひたすら続けていけば、それなりに何とかなるものだ。

——いまの人たちは贅沢病で、精神的に弱くなっているんじゃないのか？

——まずはメシが食えなければ何も始まらないだろう。どうしていつまでも青臭いことで悩んでいるんだ？

このような価値観を持つ上の世代から見れば、現代の若い世代の「うつ」の状態や引きこもり、ニートなどの状態は、まったく理解不能ということになるでしょう。

さて、このような世代間ディスコミュニケーションの背景には、いったい何があるのでしょうか。

「生きる意味」を問う人々

「うつ」の状態に陥ると、人は、それまであまり意識せずにいた「生きる意味」を問わざるを得なくなります。

——生きる意味とは何なのか？

——自分らしく生きるとはどう生きることなのか？

――なぜ生きなければならないのか？
――なぜ仕事をしなければならないのか？

このような実存的な問いは、本人にとって容易に答えの見つからない厄介なものであると同時に、それを投げかけられた周囲の人間にとっても、答えに窮するような性質のものだと考えられます。

多くの人は、深く考えたことのない問いを突きつけられた際に、狼狽を隠すように「それは考えすぎだよ」「そんなことを考えている暇があったら、もっと仕事（勉強）をしろ」「気分転換でもしたほうがいいんじゃないか」「病気だからそんなこと考えるんだ」などとはぐらかしてしまったり、問い自体を否定してしまったりします。

しかし、「生きる意味」を問わざるを得なくなった人にとって、このような反応を返されることは拒絶されたように感じられるもので、「こんなことにとらわれているような自分は、救いようがないんだ」と、いっそう孤立感を強めてしまうことになりかねません。

価値の優先順位が、時代とともに変わってきた

戦中や戦後の貧しい時代に生まれ育ってきた人々にとっては、「食べられるか否か」つまり「生きられるかどうか」が最も重要な問題であったので、「どう生きるか」に拘泥している余裕

はあまりなかったのではないかと推察されます。

その後、順調に戦後復興がなされ、奇跡的とも言うべき高度成長期が到来します。この時代には、努力次第で経済的・物質的に豊かな生活を手に入れられるようになった「右肩上がり」の時代であったため、人々は立ち止まって「どう生きるか」に悩むよりも、「どれだけ頑張って豊かになるか」を重視する傾向を強めました。

そして、少なくともバブル崩壊までの日本においては、有名大学や有名企業などへのブランド信仰が熱を帯び、「幸せになることとは、名のあるところへ入ることだ」と信じ込む人々が数多く存在していました。今日のように終身雇用制が破綻したり、企業買収や合併などが日常茶飯事になったりすることなど、当時は誰も予想していなかったのです。

このような流れの中で、多くの人々にとって「生きる意味」を問うことは、せいぜい青年期の一過性の熱病として捉えられるか、たしなむべき哲学・文学・芸術などの主題として扱われるにすぎず、アクセサリー的な教養の域を出ないものだったと言えるでしょう。ごく一部の内省的な人間を除いては、「どう生きるか」よりも「いかに成功するか」「いかに豊かな生活を手に入れるか」のほうが重要視される時代だったのです。

図8　人間の欲求ヒエラルキー

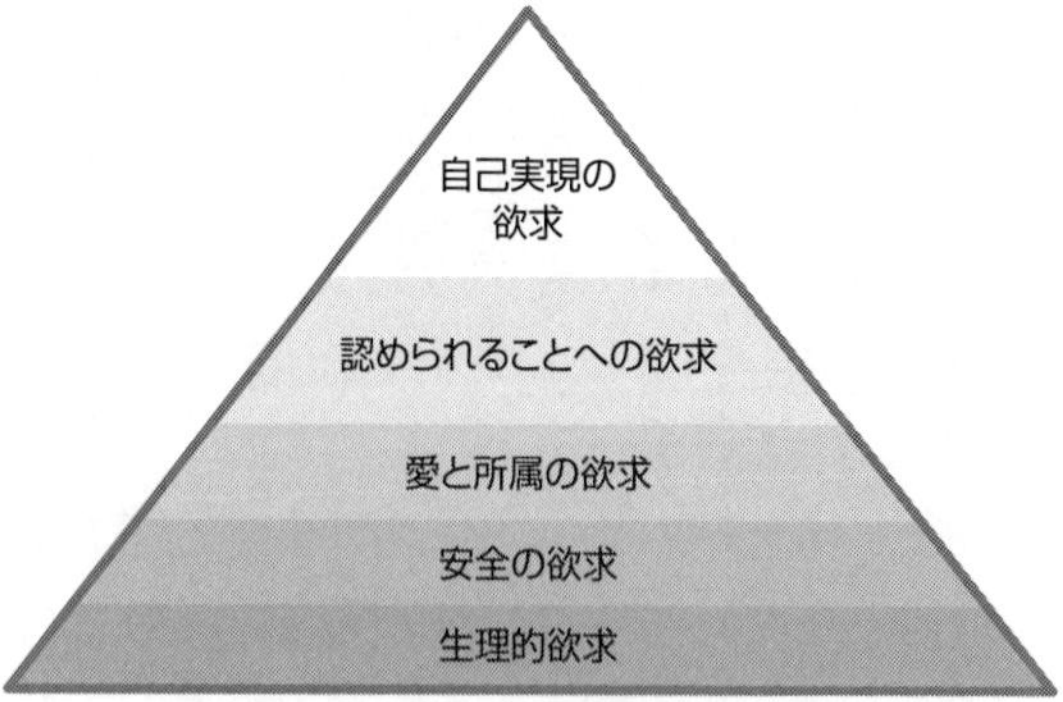

マズローの欲求段階説

マズローの欲求段階説と戦後日本の流れ

アメリカの心理学者マズローは、人間の欲求について「欲求段階説」というものを唱えました。マズローは、人間の欲求には図8のようなヒエラルキー（階層）があって、低次の欲求が満たされるに従ってより高次の欲求に段階的に移行していくものだと考えました。そして彼は、欲求段階が高次化していくことが人間の成熟であると考えました。

この説を用いて、先ほども触れた時代の価値観の変遷について考えてみましょう。

戦後の「食べられるか否か」という「生理的欲求」の時代から、雇用や身分の安定を求める「安全の欲求」の時代が到来し、それは同時に、会社組織や家族・友人のみならず、学生運動・労働運動・派閥などの絆を重視し、何らかの集団の中に居場所を求める「所属と愛の欲求」の時代でもありました。そして、持ち物のみならず学歴や職業にまでブランドを求め、周囲からの評価や羨望を得ようと躍起になった「認められることへの欲求」の時代の頂点で、バブル経済は崩壊しました。

多少強引かもしれませんが、このように戦後日本の価値観は、ほぼマズローの言う欲求段階の低次なものから高次なものへと対応しながら、移り変わってきていると言えるでしょう。これはつまり、「エサがとれるか否か」といった動物的な価値観の時代から、より人間に特異的な価値にこだわる時代に移り変わってきているということです。

究極の問いに対して、思わず表れてしまう基本的価値観

人間の基本的価値観は、どんな価値観が支配的な時代に人格形成期を迎えたかによって、少なからず方向づけられてしまうところがあります。もちろん、それ以外の個別的要因も重要なファクターではありますが、いずれにせよ一度できあがってしまった基本的価値観は、時代が移り変わっても、深いところではなかなか簡単には変化しにくいものです。

そのため、「なぜ生きるのか？」といった実存的な問いを投げかけられた時に、その人がどの次元の欲求を重視する価値観の持ち主なのかが、その返答に如実に表れてくることになるのです。

生理的欲求を重視している人は「メシが食えなければ始まらないだろう」と言い、安全の欲求に生きる人は「まずは安定した仕事に就きなさい」と言うでしょう。所属と愛の欲求を優先する人は「組織（や家族など）のために生きる」と言い、認められることへの欲求に生きる人は「社会から認められ尊敬される人間になるために生きる」と言うかもしれません。

しかし、実存的な問いにさいなまれている人々にとっては、これらのどの答えも満足を与えてくれません。なぜなら、彼らの問いは「自己実現の欲求」から発せられたものだからです。

「恵まれているのに」ではなく「恵まれているから」こその悩み

例えば食うや食わずの状況下にある人にとって、「自分らしく生きる」とか「生きる意味」を求めるような自己実現の欲求は、贅沢な悩みと映るかもしれません。人間特有の悩みよりも、より動物的な欲求のほうが原始的である分、切実なものに感じられるからでしょう。

しかし、今日「うつ」状態にある人々の中には、経済的にも社会的にも十分なものを備えていながら、「生きる意味」が見出せないために、本気で死を望んでいる人も少なくありません。

このような心境を理解できない人がよく口にするのは、「恵まれているのに、どうして？」という言葉です。しかし、これはむしろ「恵まれているからこそ」表れてきた、人間ならではの特異的な苦悩なのです。

戦後の貧しさから抜け、急速に経済的発展を成し遂げた国に暮らしている私たちには、生きるうえで何を優先するのかという価値観を、もはや旧態依然とした次元で留めておくわけにはいかない時代に生きていると言えるでしょう。つまり、近年急増している「うつ」という社会現象は、「食うために」とか「経済的に豊かになるために」といった価値観だけでは生きていけないところまで私たちが来てしまっていることを、厳しく警告していると考えられるのです。

第五章

しっかり「うつ」をやるという発想

20 「昼夜逆転」現象のナゾ

――なぜ「うつ」の人は朝起きられなくなるのか？

「うつ」の状態になると、朝の起床が徐々に困難になってきます。そのため、次第に遅刻や出社不能などの問題も生じやすくなってきます。

気づくと、夕方に起きて明け方寝る生活に

三ヵ月前から「うつ」で休職中のSさんは、奥さんと二人暮らしです。奥さんも会社勤めをしているので、平日の日中、Sさんは一人で家にいる生活です。

奥さんの協力もあって、朝はどうにか起こしてもらって出社前の奥さんと一緒に朝食を摂るようにしており、日中も寝てしまわないように、近所の散歩や家の掃除や皿洗いなどをするよう自分で決めました。

会社の健康管理室の産業医や通院中のクリニックの主治医からも「自宅療養中は、なるべく規則正しい生活を心掛けてください」と指導を受けていましたし、Sさん自身も、復職する際

に生活リズムが乱れてしまっていては、戻るに戻れなくなるだろうと考え、それを心掛けようと思いました。

初めの一ヵ月くらいは、Sさんも自分で決めた通りの生活をしようと頑張ったのですが、その後、徐々に気力が続かなくなり、日中の眠気やだるさも強まってきてしまって、朝は起こされても起きられず、日中もずっと寝てしまうような日が増えてきてしまいました。そして、日中に寝てしまうためか、夜は処方されている睡眠剤を服用してもなかなか寝つくことができなくなっていきました。

Sさんは主治医にその旨を報告して、睡眠剤をこれまでよりも強力なものに調整してもらいましたが、足元がふらついたりするだけで、頭の芯が覚醒していて、なかなかうまく眠れるようにはなりませんでした。

もともと自分に厳しい性格のSさんでしたから、自分で決めたように規則正しく療養生活を過ごせない自分はすっかりダメな人間になってしまったように感じ、いっそう自己嫌悪するようになっていきました。そして、「このままずっと治らないんじゃないか」「そもそも俺はダメな人間だったんじゃないか」とまで考えるようになってしまったのです。

症状にも大切な働きがあるのではないか?

「うつ」の療養中に、このSさんのように「昼夜逆転」が起こることは稀なことではありません。むしろ、そうならない場合のほうが珍しいくらいだと言ってよいでしょう。

Sさんの主治医のように、療養においては「規則正しい生活」を心掛けることが大切だと専門家も考えています。私も以前はそれを鵜《う》呑《の》みにして診療していたのですが、その後、多くの臨床経験を重ねるうちに、必ずしもそれにとらわれる必要はないのではないかと考えるようになってきました。そして次第に、起こってくる「症状」にも何らかの「意義」があるのではないか、と考えてみるようになったのです。

西洋医学的な文脈では、「症状」はひたすら取り除くべき悪者と扱われがちなのですが、そういう視点でいくら治療を行っても、目指している方向とはあべこべに薬だけ増えてしまったりして、どうもうまくいかない。そこで、従来の方法論が見落としているものがあるのではないか、と考えてみたのです。

思い切って「昼夜逆転」に逆らわないでみる

クライアントの「昼夜逆転」を治そうとすれば、Sさんの場合のように、寝つけない夜に眠れるように、必然的に睡眠剤を強化せざるを得ません。

しかし、実際のところ、ちょっとやそっと薬を強めても思ったほどの効果は現れにくいのが実状です。うまく眠れる日もあるが、まったく効かずにまんじりともせず、明け方を迎えてやっと眠りにつくような日もある。何が何でも確実に毎晩眠れるようにするとすれば、とんでもなく強力で大量の薬を投与せざるを得なくなってしまうわけです。

そこで私は、思い切って「昼夜逆転」をそのままにしたらどうだろうかと考えたのです。日中は睡眠剤なしでも自然に眠気がやってくるのですから、睡眠剤を使うとしても最小限で済みます。もちろんSさんのような場合には、同居しているご家族にも協力してもらい、本人が罪悪感を持たずに「昼夜逆転」できるように、環境調整を行う必要があります。

すると、クライアントはある期間の「昼夜逆転」を経た後に、自然に、生活リズムがきちんと戻ってくることが分かったのです。またそれだけでなく、抑うつ気分・意欲減退・悲観的などの「うつ」の症状も、とても順調に回復に向かっていく手応えも得られたのです。

「昼夜逆転」には重要な意味があった！

そのような結果から、私は「昼夜逆転」が決して意味もなくデタラメに起こっているわけではないようだと考えました。また、いろいろなクライアントとのやり取りからも、「昼夜逆転」の意義とでも言うべきものが、少しずつ見えてきたのです。

日中は世の中全体が活発に動いている時間であり、人々は皆、仕事や学校に出かけ、有意義な活動をしている時間です。そんな時間に、「うつ」の療養で自宅にポツンといる自分。ただでさえ「うつ」によって無力感を感じ自己否定的な気分があるところに、日中起きていて、状況的にも世の中に取り残されたような感じがしたり、自分が無価値であるという感じを抱いたりしてしまうことは想像に難くありません。

一方、夜や深夜帯は世の中のほとんどが活動を休止する時間ですから、クライアントにとっても、あまり精神的に委縮することなく過ごしやすい時間なのです。

ですから、辛い日中の時間帯には眠ってしまうことによって、世の中からヒリヒリと自分に突き刺さってくるものを自動的に避けようとしているのではないか、そうやって「心」の療養がしやすいようにしているのではないか。つまり、外傷でかさぶたが形成されて外部刺激や感染から傷口の弱い部分を守る働きに相当するような意義が、この「昼夜逆転」にもあるのではないかと考えられるのです。

「規則正しい」は、文字通り正しいことなのか？

健康でバリバリと社会適応している時には気づきにくいことですが、われわれ人間も、季節や天候や月経周期を含めたバイオリズムなどによって、日々違う状態にある「生き物」の一種です。それを機械的リズムで規制することが、いかに「生き物」の自然に反したことなのか。そのことを、改めて考えてみる必要があるでしょう。

特に「うつ」の状態にあるような時には、現代社会が求めてくる価値観の側から自分を眺めるよりも、「病気」や「症状」が何か大切な働きをしてくれているのではないか、としばし立ち止まって、視点を変えてみることが欠かせないのです。

21　何をやっても長続きしないのはなぜか？

――私は、何をやっても長続きしないんです。

若い世代を中心に、このような悩みを訴える方が少なくありませんが、特に自己愛（自分自身を愛すること）がうまくいっていない方たちによく見られる悩みでもあります。

親たちは業を煮やして、そんなわが子に「物事は一度始めたらしっかり続けるべきだ」といった叱咤激励の言葉を向けます。しかし意欲を鼓舞するためのこういった言葉は、その意図とは裏腹に、本人の自己否定感を強めるだけで何ら事態を改善する役に立ちません。

かりそめのモチベーション

「長続きしない」という悩みを抱えている人の来歴を詳しくうかがってみると、ある時期までは物事が「長続きしていた」ことがわかってきます。

しかしながら、大概は、それはあくまで「良い子」的な従順さと勤勉さによるものであって、その持久力を生んでいた「モチベーション」は、真の意味で本人の意思に根差した「モチベーション」であったかどうかは疑わしいのです。

試行錯誤があまり歓迎されない世の中の風潮もあって、親たちは子供に良かれと思って先回りをし、わが子が最短経路で人生の勝者となるように進路を整えがちです。そんな状況下で子供たちは、親の期待に応えるような「かりそめのモチベーション」に従って勉強したり稽古に励んだりして、自分を勤勉に動かすモードを身につけていきます。

しかしながら、このモードが定着してしまうと、いつの間にか「かりそめのモチベーション」が自分を支配してしまい、自分の「真のモチベーション」がつかめなくなってしまうのです。

疲れ果ててしまった〈駱駝〉

「かりそめのモチベーション」で物事を行っても、それは「頭」の義務感から生ずる「意志力」や周囲の期待に応えようとする心性（神経症性）が原動力なので、ある時点までくるとどうしてもエネルギーが枯渇して、続かなくなってしまいます。

第二章でも触れましたが、ニーチェの『ツァラトゥストラ』「三様の変化」の章では、人間の変化成熟のプロセスが〈駱駝〉→〈獅子〉→〈小児〉と象徴的に喩えられていました。そこで言う〈駱駝〉とは、「重荷に堪える精神」であり、忍耐・従順・諦念・畏敬の象徴であり、常に「汝なすべし」という〈龍〉に支配されている存在です。

「かりそめのモチベーション」で人が動いている状態とは、まさに「一度始めたことは苦しくとも継続すべし」と〈龍〉に命ぜられ、それに忍従する〈駱駝〉の在り方に相当します。ですから「かりそめのモチベーション」とはつまり、「〈駱駝〉のモチベーション」とでも言うべきものでしょう。そして「何をやっても長続きしない」状態とは、重荷を負って進むことに疲弊してしまった〈駱駝〉の末期的な状態と見ることができるのです。

「真のモチベーション」を求めて〈獅子〉に変身する

しかし、〈駱駝〉は〈駱駝〉のままで終わるわけではありません。〈駱駝〉はいよいよ主体性のない従順さに辟易して、「われは欲す」と叫ぶ〈獅子〉に変身し、この〈龍〉を倒す動きに打って出るのです。

新しい諸価値を立てる権利をみずからのために獲得すること——これは重荷に堪える敬《けい》虔《けん》な精神にとっては、身の毛もよだつ行為である。まことに、それはかれにとっては強奪であり、強奪を常とする猛獣の行なうことである。

精神はかつて、「汝なすべし」を、自分の奉ずる最も神聖なものとして愛していた。いまかれはこの最も神聖なもののなかにも、迷妄《めいもう》と恣意《しい》を見いださざるをえない。そして自分が愛していたものからの自由を強奪しなければならない。この強奪のために獅子を必要とするのだ。

（『ツァラトゥストラ』、ニーチェ、手塚富雄訳、中公文庫）

この変身がうまく成就すると、「〈駱駝〉のモチベーション」は捨て去られ、「真のモチベーション」すなわち「〈獅子〉のモチベーション」が復権するようになるのです。

〈駱駝〉はどのように〈獅子〉に変身するか？

さて、この変身のプロセスの実際とは、どのようなものなのでしょうか。

まず、〈駱駝〉が疲弊してくると、それまでできていた義務の遂行が次第に立ち行かなくなります。この時期がまさに、「物事が長続きしなくなった」状態に相当します。

やがて、それに留まらず意欲減退、集中困難といった一種の「うつ」状態も現れてくるようになります。もはや〈駱駝〉は、〈龍〉の指令によって動くことができなくなってしまいました。

しかし、この行き詰まりの極みにおいて、〈駱駝〉は〈獅子〉への変身を始めようとするのです。ただ、何しろ〈獅子〉とは「強奪を常とする猛獣」なのですから、怒り、苛立ち、攻撃性といった形で顔を現し始めます。そして、それまで自分を支配していた〈龍〉を連想させるような対象に対しては、敏感に怒りの矛先を向けるようになります。

従順な〈駱駝〉に戻そうとする圧力

この怒りに満ちた状態は、精神医学的には衝動性の亢進、情動不穏といった症状として捉えられるために、医療においてはともすると状態の悪化という評価を受けてしまいがちです。そのため、成りかけの〈獅子〉を元の従順な〈駱駝〉に戻そうとする圧力が、治療の名のもとにかけられてしまいやすいのです。

ことにイライラや怒りの衝動の高まりがその意義を汲み取られないまま、鎮静を目的に薬物の増量や入院といった対処がとられやすく、この重要な変身のプロセスが頓挫させられてしまうという痛ましいケースも少なくありません。

しかし、一度目覚めた〈獅子〉は、いくら圧力をかけられても〈駱駝〉に戻ることができないため、くすぶった状態で長期化してしまいます。

「あるがまま」の〈小児〉へ

このように、ともすると非常に危険視されがちな〈獅子〉ですが、これはあくまで次の〈小児〉に向かうための途中経過であることを、私たちは知っておく必要があります。

小児は無垢《むく》である、忘却である。新しい開始、遊戯、おのれの力で回る車輪、始原の運動、「然《しか》り」という聖なる発語である。
そうだ、わたしの兄弟たちよ。創造という遊戯のためには、「然り」という聖なる発語が必要である。そのとき精神はおのれの意欲を意欲する。世界を離れて、おのれの世界を獲得する。
(『ツァラトゥストラ』、ニーチェ、手塚富雄訳、中公文庫)

〈小児〉とは、無垢、創造的遊戯と形容されるような状態で、「然り」という発語、つまり物事を「あるがまま」に捉えることのできるような成熟した人間の状態を表しています。

一見危険に見えていた〈獅子〉の獰猛さも、「おのれ(自分の主体性)」が取り戻されたところで自然に消えて行くのです。

適応的な在り方は、成熟のゴールではない！

この「三様の変化」の章に記されている内容は、私が臨床場面で実際に数多く目にしてきたクライアントの変化に見事に合致しており、人間の変化成熟のプロセスを理解するうえで非常に有用な記述であると考えられます。

従来の発達心理学等をベースにした人間の成長プロセスの理解では、ともすると〈小児（実際の子供時代）〉→〈獅子（反抗期）〉→〈駱駝（適応的社会人）〉という段階で留まってしまっていて、その先にある豊かな成熟のプロセスについては十分に言及できていないように思われます。

この先に広がる、一見逆行とも見える〈駱駝〉→〈獅子〉→〈小児〉という成熟のプロセスを知らなければ、変身の渦中にある人間を適切にガイドすることはできませんし、押すべきところを引いてしまうような誤った対処をしてしまうことにもなりかねません。

治療やサポートを行う側の人間にとっては、専門的知識を備えるだけでなく、このような奥深い人間の成熟の可能性に目を開いておくことも、また、欠かせない大切な態度ではないかと思うのです。

22 「早く職場に戻りたい」
――偽装された願い

このところの急激な景気悪化により雇用情勢が極端に厳しいものになってきており、これが「うつ」等で病気休職中の方々にとっても、強く焦りを生じさせる一因になっています。

焦ってなんかいないのに！

Yさんは大手メーカーの企画開発チームのリーダーですが、半年前から「うつ病」の診断で休職中です。当初はどうにも動けないくらいの状態だったので、自宅療養も致し方ないと思って休養に専念する気持ちでいました。

しかし、三ヵ月ほど経った頃から、抑うつ気分・意欲減退・疲労感・睡眠障害などの自覚症状が軽くなってきて、一日も早く職場復帰したいという気持ちが徐々に強まってきたのです。ちょうどメンタルクリニックへの通院間隔も、状態が落ち着いてきたということで、毎週だったものが隔週で済むようになった頃でした。

Yさんは、そろそろ「試し出社」ぐらいできそうだと強く思うようになり、休職も四ヵ月が過ぎた頃、思い切って主治医に復職への気持ちを話してみることにしました。すると、主治医からこんな答えが返ってきたのです。

「確かに、状態は確実に良くなってきてはいます。でも、まだ復職のことを考えるのは早いと思いますよ。会社のことをいまはあまり考えず、もうしばらく自宅療養を続けたほうがいいでしょう」

これを聞いたYさんは、納得がいきません。

「もう十分元気になっていますし、出社できる自信もあります。家でゴロゴロしているほうが、私にはかえってストレスなんです。私がいなければ進まないプロジェクトもありますし……。もうしばらくって、いったいあとどれくらいなんでしょう？」

「いまはまだ、Yさんは焦っている感じがします。その焦りがなくなったらということです」

「全然、焦ってなんかいないつもりなんですが……」

結局、この時点では主治医から復職の許可がもらえず、Yさんはいまでも自宅療養を継続しています。しかし、主治医に言われたような「焦り」が自分にあるとは感じられないので、いまでもYさんは、どこか釈然としない気持ちが続いています。

「焦り」という説明では伝わらないこと

このYさんのケースに限らず、復職の時期をどう見極めるかということは、医師側の見立てとクライアント自身の気持ちとが食い違いを生じやすく、治療の流れの中でも難しいポイントの一つです。

このYさんの主治医のように、「焦り」というキーワードで「復職が時期尚早であること」を説明されるのが、一般的にも多いのではないかと思われます。

しかし、医師からは「焦り」に見える状態であっても、Yさんのように、それを本人が自覚していないことも多く、クライアントにしてみれば、いわば身に覚えのない「焦り」があると指摘されたようなものですから、せっかくの復職の意欲をそがれたとさえ感じてしまうかもしれません。

そこで、治療者もクライアントも一致できるような状態の見極め方が必要になってくるわけですが、それには少々コツが要ります。

「復職したい」は本当に「心」の声なのか?

これまでも述べたように、「頭」とは理性がコンピュータ的な機能を果たす場所で、「〜すべき」というような must や should の系列の言い方をするところです。一方の「心」は感情や欲求の場であり「～したい」といった want to や like の系列の物言いをするところです。

しかし、今回取り組んでいるようなテーマを考えるうえでは、これだけではうまく説明がつきません。つまり、図式通りに考えた場合には「職場復帰したい」ということは「～したい」なので、これは「心」の声であると判断されます。それならば、クライアントは良い状態なのだから、復職を引き留める必要などないことになります。

しかし、Yさんの場合のように、本人は自覚していないけれども、治療者や周囲の人間には確かに感じられる本人の「焦り」については、これではうまく説明できません。

それでは、この状態をどう考えたらよいのでしょうか。

「頭」は「心」のように偽装する

先ほど、「～すべき」と言ってくる場所が「頭」であると説明しましたが、p.78でも述べたように「頭」はしばしば、これを「～したい」と《偽装》することがあるのです。

この「頭」が偽装する機能について、便宜的に「偽の心」というものがあると考えて、図9のようにイメージしてみましょう。

「偽の心」から出てくる「～したい」は、その正体が「頭」由来の言葉であるために、「心」が「～したい」と望んだ時のようには「身体」がついてきてくれません。そのような状態では、

図9　「頭」が偽装する「偽の心」

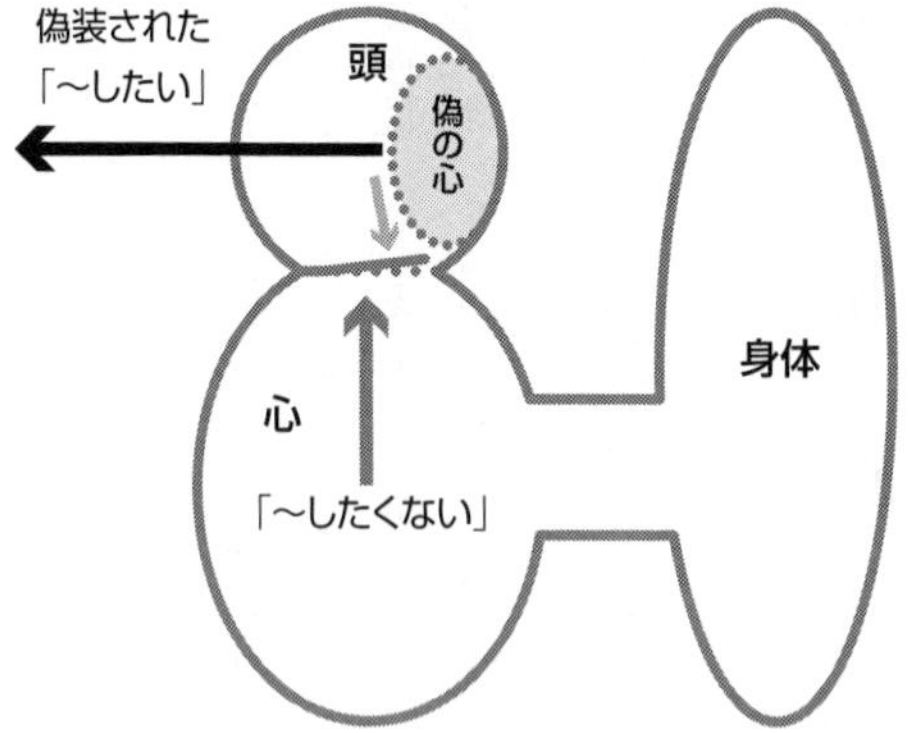

「〜したい」という言葉が出てきていても、表情を含めた「身体」の感じが伴っていないちぐはぐさが見てとれます。それが、周囲の人間には「焦り」として伝わるのだと考えられます。

このように考えてみれば、Yさんの場合の「復職したい」がどういうものであったのか、理解できるのではないかと思います。

本当に復職が可能なのは、どんな状態の時なのか?

では、本当に「心」が「復職したい」と言ってくる状態、つまり復職が真に可能な状態とは、どんなものなのでしょうか。

「うつ」とは、そもそも「頭」の一方的な支配下に置かれてうんざりした「心＝身体」が、「頭」に対するレジスタンス運動としてストライキを起こした状態です。ですから、「頭」の指令によって再び動かされることについては、キッパリと拒否反応を示します。そのため、「頭」の偽装した「復職したい」によって復職を試みたとしても、うまく長続きしないことが多く、再び出社できなくなるリスクが高いのです。

Yさんのように「偽の心」由来の復職希望が出てくる時期に、先ほど述べたようなからくりを本人も理解できれば、その後にやっと真の意味で「心」や「身体」が休養できる時期が訪れます。そうなった状態では、「休んでいること」について「頭」が否定的にコメントしてくることがないので、休んでいることを安心して享受するような感じになるわけです。

極論めいて響くかもしれませんが、本来、人間というものは、義務を伴う仕事を決して自発的に「したい」とは思わない生き物です。しかし、近代化された社会に生きている私たちは、仕事は初めから当然「すべき」ものだと教化され、「したい」とさえ思い込むほどまでに「社会化」されてきています。しかし、この「社会化」とは、もっぱら私たちの「頭」に対してなされたものであって、自然の摂理を失わない「心＝身体」は決してそれに染まってはいないのです。

ですから、「頭」が余計な口出しをしない「真の休息」状態にいたった際に、「仕事になんて、本当は行きたくない」という最も正直な気持ちが表れてくるのは、いわば当然の理なのです。

「真の休息」の後に何が起こるか？

このような「真の休息」の時期を過ごしていきますと、その先に不思議なことが起こってきます。

それまで心地良かった「休む日々」「好きに遊ぶ日々」が、何か物足りない「退屈なもの」に感じられるように変わってくるのです。ここが、人間が「社会的動物」と呼ばれるゆえんなのでしょう。つまり、社会と関わってその中で自分を生かしたいという欲求が、自然に「心」から湧き上がってくるようになるのです。

これは、「偽の心」が出してくるものとは、決定的に質が異なります。その違いは、本人にも、周囲の人間にもはっきりと感じ取れるくらいのもので、ある種の「生気（精気）」に満ちた状態と形容することができます。

このように、「心」由来の真のモチベーションに基づいて行われる復職（社会復帰）は、もはや本人自身も周囲も不安を抱くことなく行える永続的なものになります。

逆に言えば、復帰と休職を何度も繰り返してしまうケースや、長い期間状態が改善できずにいるケースのほとんどは、「真の休息」にいたる前の段階で復帰を急いでしまっているか、「社会化」された「頭」が「心」に対して「真の休息」をいまだ許していない状態にあるのではないかと考えられるのです。

23 「うつ」は〝闘って〟治るもの？

一般的に現代人は、何らかの病気にかかると、「闘って克服すべきだ」と考える傾向があります。これは「うつ」の場合も例外ではありません。

しかし、この「病と闘う」という考え方そのものが、実は「うつ」の回復を妨げてしまう側面を持っています。「一日も早く治りたい」と思えば思うほど、「病を克服せねば」「病気に負けるな」と考えてしまうのは当然の心理なのですが、それが皮肉なことにかえって「うつ」を長引かせる結果を生んでしまうのです。

では、この厄介なジレンマをいったいどう考えたらよいのでしょうか？

「治そう」という気持ちが足りないのか？

「何も生産的なこともせず一日中横になっているなんて、本当に自分はダメな人間だ……」

程度の差はあれ、大概のクライアントはこのように自己嫌悪しながら療養しています。

そこに運悪く、古風な精神論を信条としている人が生半可に関わってきたりしますと、「なかなか治らないのは、『治そう』という気が足りないからだ！」といった、心ない言葉を浴びせてしまったりします。また、実際誰かにそう言われたのでなくとも、クライアント自身が自分でそういう見方をしてしまっていることも珍しくありません。

その結果、クライアントは、「私はきっと『治そう』という気持ちが足りないんだ。私は単に怠けたいだけなんだ」と、「怠け病」のレッテルを自分自身に貼って、いっそう自己嫌悪に陥ってしまうのです。

「治そう」という気持ちは、治療に対するモチベーション（動機づけ）のことであり、そういう気持ちはあるに越したことはないじゃないか——常識的に考えれば確かにそうですし、それなしには治療自体が始まらないわけですから、もちろん不可欠なものではあります。しかし、そのレベルの考えで「うつ」の治療を進めていきますと、残念ながら、あるところで壁にぶつかってしまい、先に進めなくなってしまうのです。

力ずくの「北風」方式には限界が

近代以降の西洋医学の考え方は、病気を悪と見なして、治療によって駆逐しようとする価値観がベースにあります。この考え方は今日、医療側のみならず、一般の人たちにもすっかり浸透したものになっています。

しかし、イソップ童話の『北風と太陽』の話に喩えれば、これは力ずくで目的を達しようとする「北風」のやり方に相当するものであって、力を込めれば込めるほど皮肉にも結果が裏目に出るという問題をはらんだ方法論なのです。

西洋医学は病気を異物として対象化し、それを悪と見なして切除したり、薬物などの爆弾を投下して一掃しようと試みてきました。しかしながら、このやり方が通用するものには限りがあり、たとえ一時的に駆逐できたとしても「再発」のおそれが拭い切れないという限界があります。

つまりこの方法論は、いわばテロによる逆襲のリスクを残してしまうような、実力行使型のアプローチなのです。「うつ」の治療の難しさは、まさにこのような西洋医学の方法論自体がはらんでいる限界と密接に関係があると考えられます。

さてそれでは、「太陽」の方式に相当するアプローチとはどのようなものでしょうか。

「うつ」にはメッセージが含まれている

西洋医学は歴史的に進歩発展を遂げる途上で、大切なものをいくつも切り捨ててきました。それは例えば、「病はメッセージを持っている」という考え方であり、「症状は本人をより望ましい状態に導くための作用の現れである」といった視点です。私たちは、これをもう一度思い起こして、「うつ」というものに向かう必要があるのです。

「うつ」の運んでくるメッセージは重層的なもので、「無理が続いたのでゆっくりと休養しましょう」といった分かりやすいメッセージもあれば、深く本人の存在基盤を問い直すものにいたるまで何重もの水準があります。その内容は個々のケースによって千差万別であり、それを汲み取るには個別の丁寧なアプローチが欠かせません。

しかし、残念ながら通り一遍の診療でそれらが見落とされていることが多く、クライアント自身もそれを受け取れないまま、症状がいたずらに長期化（遷延）してしまっていることも少なくありません。

しっかり「うつ」をやってみるという〝逆転の発想〟

長期化してしまった状態のクライアントを担当する場合、当然ながら一通りの治療は行われてきており十分以上の療養期間も経てきているわけですから、これまで見落とされてきたポイントが何であるかを見つけ出すことから始めることになります。

そこでよく見つかる問題は、まずはこの「メッセージを汲み取る」作業の欠如なのですが、これと並んでもう一つ重要なポイントがあります。それは、療養の「質」がどうであったのかということです。

「病と闘う」と考えてきた人は、自分の内部で「心＝身体」と「頭」が対立したまま療養してきたわけで、「うつ」の療養をするつもりで、皮肉にも「うつ」促進的な内部環境を自ら作り出しているという悪循環に陥っています。

この考え方から脱するためには、「病に〈従ってみる〉」という逆転の発想が有効です。「うつ」に〈従ってみる〉とは、「何もしたくない」といった「抑うつ気分」や「意欲減退」に身を任せてみることを指します。私は診療において、「しっかり『うつ』をやってみてください」とお伝えすることがよくありますが、これは「自分を責めながら」になっている療養を「質」の良いものに変えようとするための働きかけです。ただし、あくまでこの「抑うつ気分」のように一次的な症状に〈従ってみる〉のであって、決して「希死念慮（死にたい気持ち）」のような二次的に生じた症状に従うという意味ではありません。

放電しながらの充電ではいつまで経っても充電は完了しません。そこで、「自責」という放電に相当する考えをやめることによって、「療養」という充電が初めて有効になっていくのです。そして真に充電が完了して初めて、「心＝身体」は「頭」の関与なしに自発的で自然な意欲を発するようになります。つまり療養の「質」は、「自責」をいかに排除できるかにかかっているわけです。

現代人の「うつ」は、大まかに言えば、「頭」によるオーバーコントロールに対する「心＝

身体」の反逆という要素を必ず含んでいます。そういう事態から生じた「うつ」という病態に対して、力ずくの「北風」方式のアプローチでは、事態を泥沼化させることになってしまいます。

「いまはすべての義務からいったん解放されて、とことん休みなさい」と告げている「うつ」の症状に思い切って従ってみることが、真の回復に向かうために必要な「太陽」方式の療養のコツなのです。

24 「何をやりたいのか分からない」
——「うつ」の人に限らない現代人の悩み

「うつ」が本格的に悪化しますと、人は「何もできない」状態に陥ってしまいます。この時期には、何よりもしっかりと休養をとることが必要なのですが、たとえ療養に入っても、初めのうちは「動けない」自分を責めながら「身体」だけを休ませるような過ごし方になりがちです。

この自責の気持ちを緩和できるかどうかが、治療前半期における大きな課題です。これがクリアされると、やっと疲弊していた「心＝身体」が本当に休める状態に入ります。こうなって初めて、充電が少しずつ行われるようになり、徐々に動ける状態も見られるようになるのです。

しかし、その頃から新たな悩みが出現してくることも少なくありません。

それは、「何もしたくない」「自分が何をしたいのか分からなくなってしまった」というものです。この悩みは、「うつ」と診断されていない方でも、若い世代を中心に、多くの人が心中ひそかに抱えているポピュラーな問題でもあります。

なぜ「何もしたくない」のか？

人間は本来、好奇心のかたまりのような生き物です。

幼い子供を観察してみれば、そこに懐かしい人間の原型が見てとれるでしょう。何でも知りたがり、何でもやってみたいと思い、子供は一時もじっとしていません。これが、「心＝身体」が伸び伸びと働いている状態です。

しかし、それがその後のしつけや教育によって「社会化」されてくる中で、たくさんの「すべきこと」「してはならないこと」が「頭」にインプットされます。もともと持っていたはずの旺盛な好奇心や自然な意欲がうまく温存されることは残念ながら稀で、大概の場合には、求められた課題をきちんと遂行できるような自己コントロールが利く人間になるよう教化されます。こうして、「頭」が「心＝身体」を支配する体制が、私たちの中に形成されるのです。

現代人は日常的に、「頭」が独裁的に自己コントロールをして「心＝身体」の「〜したい」

「～したくない」といった声を抑え込み、無視してしまっていることが多いのです。

これまで何度も述べてきたことですが、「うつ」状態とは一口に言って、この長期にわたる「頭」の独裁に「心＝身体」がたまりかね、反逆のストライキを決行した状態です。ですから、まずは「何もしたくない」という抗議の主張が強く行われるのは、当然のことなのです。

沈黙してしまった「心」を目覚めさせるプロセス

「心＝身体」のストライキによって、「頭」の支配体制がダメージを受け、その結果、ようやく「頭」は「心＝身体」の声に耳を傾けざるを得なくなります。

そこで「頭」は「心＝身体」に向かって、「本当は何がしたいの？」という質問を向けるのですが、これに対して「心＝身体」は何も答えてくれません。なぜなら、この質問が不適切だからです。

長い間「頭」によって弾圧され、発言を許されなかった「心＝身体」は、その間にいわば退化させられてしまったようなもので、これが再び動き出すためには、幼児の「自我の目覚め」に相当するプロセスをもう一度経る必要があるのです。

幼児は、二歳前後頃に自我が目覚め始めると、親の指示にことごとく「イヤイヤ」を言うようになります。「寝なさい」と言えば「寝ない！」と返し、「寝ちゃダメよ」と言えば「寝る！」と言うのです。これを「イヤイヤ期」と言うのですが、これが自己主張の原初的形態です。

この時期の主張は「指示に従いたくない」という一点だけなのであって、主張内容における一貫性はあまりありません。しかし、この「イヤイヤ期」を経て徐々に、一貫性を持った「〜したくない」が現れてきて、やがて「〜したい」という高度な自己主張が表明される段階に移行していくのです。

一度退化させられた「心＝身体」は、初めのうちしばらくは、この「イヤイヤ期」に相当する状態になります。この時期には、とにかく「頭」の指示に対して、「心＝身体」はことごとく「イヤ！」と言います。ですから、この時期に「何がしたいの？」といくら尋ねてみても、何も期待するような答えは返ってこないのです。

徐々に「〜したくない」が絞り込まれていく

「心＝身体」は、やみくもな「イヤ」を発する状態から、徐々にその対象を絞り込んでいくようになります。人と会うのも外出するのもすべて「イヤ」であったものが、特定の相手や場所・状況に対する嫌悪感や拒否反応に限定されていくのです。

この変化のプロセスを丁寧に見極めていくことが、「うつ」の治療において大切なポイントの一つです。

例えば、出社できなくなった「うつ」のケースにおいて、そのクライアントがその会社自体に問題を感じて拒否反応を起こした場合もあれば、特定の人間関係にダメージを受けた場合もあります。また、その職種自体にどうしても馴染めないことが原因のこともあれば、まったく仕事自体に問題はなく、その人が物事に取り組む際のストイックな性格傾向が原因になっていることもあります。

これは、なかなか治療初期の段階では見極めの難しいところであって、経過を観察しながら丁寧な面接を行っていかなければ分からないものです。

よく、「うつ」状態の時に人生上の大きな決断をしないほうがいいと言われますが、これは、拒否反応がまだ絞り込まれていない時点で自身の方向性を決断してしまうと、問題でないはずの環境を問題の中心として捉え間違うリスクがあるためなのです。

「したくない」ことと「したい」ことは表裏一体

「～したくない」の対象が絞り込まれてくると、そこに、その人が譲れないものが、ちょうどネガのように反転した形で見えてきます。

人にはそれぞれ、決して妥協できない「中心的なこだわり」が木の幹のようにあり、一方にには多少の妥協をいとわない「周辺的なこだわり」を枝葉のように持っているものです。

絞り込まれた「したくない」こととは、その人の「中心的なこだわり」に反するものだと考えられます。これを無理に行い続けると、その人が自分自身を裏切り続けることになり、必ずや再び何がしかの「心＝身体」の反発を招いてしまうことになります。ですから、そのような方向で「社会復帰」を目指すと、再発が避けられなくなってしまいます。

大切なのは、絞り込まれた「したくない」を手掛かりにして、小さな声でつぶやき始めた「したい」に耳を傾ける作業です。

「頭」による長い弾圧の後に「心＝身体」が語り始める声は、小さくかすかなものです。それは「なんとなく」とか「ふっと気まぐれに」といった感じで現れることが多いので、揺るぎない理由や功利性を求める「頭」が大声で割り込んでしまうと簡単にかき消されてしまいます。

その人独自の「中心的なこだわり」から発した「～したくない」を十分に尊重しつつも、その奥に聴こえる「～したい」に耳を澄ますこと。これが、その人の真の「社会復帰」の方向性を見つけるうえで欠かせない第一歩なのです。

25 夏目漱石の方法

——「自分がない」空虚な状態から脱出

前節でも取り上げた「自分が何をしたいのか分からなくなってしまった」という悩みは、ことに自己実現の問題と密接に関わって生じてくる現代の「うつ」においては、避けて通れない重要なテーマです。

しかしながら、この悩みは必ずしも現代人のみが抱える新しいテーマというわけではありません。これは、近代的自我の目覚め、つまり「主体」として生きたいと真摯に願う人間であれば、昔から避けて通れない重要なテーマであったのです。

そこで、かつてこの苦悩に直面しそれを脱した代表的な人物として夏目漱石を参考にしながら、私たちが失われた「主体」をいかにして回復できるかという問題について、前節とは別の切り口から考えてみたいと思います。

> 私はこの世に生まれた以上何かしなければならん、といって何をして好いか少しも見当がつかない。私はちょうど霧の中に閉じこめられた孤独の人間のように立ち竦《すく》んでしまったのです。
>
> （『私の個人主義ほか』、夏目漱石、中公クラシックス）

夏目漱石は、若い頃から内面に「自分が何をしたいのか分からない」という「空虚さ」を抱えていました。

大学で英文学を専攻して学んでみても、漱石には、文学が分かったという手応えが得られない。卒業して成り行きで教師になってはみたものの、その仕事にもまったく興味が持てない。そんな悶々とした状態で過ごしていたところに、突然文部省から英国留学を命ぜられたのです。漱石三三歳、明治三三年のことでした。

慣れぬ異国の地で、彼の「空虚さ」は解消するどころか日々増幅するばかりで、いくら本を読んでみても、ロンドン市内をうろついてみても、一向に晴れる気配はありませんでした。そうして漱石は、ついに強度の神経衰弱、今日で言う「うつ」状態に陥ってしまったのです。

漱石が神経衰弱にいたったこのような経緯は、現代の「うつ」においてもとてもポピュラーなパターンだと言えます。

進学や就職に際して、実のところ特にやりたいことがあるわけでもないままに、何となく流されて選択して進んでしまう。そして、与えられた勉強や仕事はそれなりにこなすけれども、特別やりがいを感じるわけでもない。そんな日々を重ねていくうちに、ある時ふと「自分はいったい何をしているんだ？」「これが自分の望んだ生き方なのか？」「なぜ働かなければ（勉強しなければ）ならないんだろう？」といった疑問が湧き上がってくるようになり、それがジワジワ強まって、ある日とうとう動けなくなってしまうというパターンです。

「他人本位」だったとはどういうことか？

ロンドンに留学して一年が過ぎ、陰鬱な苦悩がいよいよ極まった頃、漱石はある大切なことに気づきます。

自分はこれまで「他人本位」だったのではないか、そして、それこそが「空虚さ」や不安の根本原因だったのではないかということです。

今まではまったく他人本位で、根のない萍《うきぐさ》のように、そこいらをでたらめに漂っていたから、駄目であったということにようやく気がついたのです。私のここに他人本位というのは、自分の酒を人に飲んでもらって、後からその品評を聴いて、それを理が非でもそう

> たとしてしまういわゆる人真似をさすのです。（中略）ましてそのころは西洋人のいうことだといえば何でもかでも盲従して威張ったものです。だからむやみに片仮名を並べて人に吹聴して得意がった男が比々《ひひ》（どれもこれも）皆是《これ》なりといいたいくらいごろごろしていました。（中略）つまり鵜《う》呑《の》みといってもよし、また機械的の知識といってもよし、とうていわが所有とも血とも肉ともいわれない、よそよそしいものをわがもの顔にしゃべって歩くのです。しかるに時代が時代だから、またみんながそれを賞めるのです。
>
> （『私の個人主義ほか』、夏目漱石、中公クラシックス）

漱石のこの「他人本位」についての言葉は、大正三年の講演で語られたものですが、今日においてもまったく古さを感じさせません。

「むやみに片仮名を並べて」「鵜呑み」「機械的の知識」などと評されていることは、現代においてもそっくりそのまま当てはまりそうなことです。しかも、「鵜呑み」で「機械的の知識」をたくさん詰め込むことが積極的に奨励されるような風潮は当時よりもいっそう過酷なものになってきており、今日も脈々と「他人本位」の人間が作り続けられていると言えるでしょう。

そして、この「他人本位」の傾向が、現代においても「うつ」を引き起こしている大きな原因の一つであることは間違いありません。

「他人本位」から「自己本位」への脱出

さて、「他人本位」が自身の根源的な問題であると気づいた漱石は、「自己本位」こそが「空虚さ」から脱出する鍵を握っているに違いないと考えました。つまり、外から無批判に「鵜呑み」で受け入れた「よそよそしい」知識や価値観を用いて生きるのではなく、丁寧に吟味し咀嚼して「わが血や肉」と呼べるものを自分の中に養成し、それに基づいて生きる生き方に目覚めたわけです。

私はこの自己本位という言葉を自分の手に握ってからたいへん強くなりました。彼ら何者ぞやと気概が出ました。(中略)

その時私の不安はまったく消えました。私は軽快な心をもって陰鬱なロンドンを眺めたのです。

(『私の個人主義ほか』、夏目漱石、中公クラシックス)

この「自己本位」への覚醒によって漱石は主体的な生を回復し、「うつ」状態から徐々に脱していくことができたのでした。そして、それは同時に作家・夏目漱石を誕生させる出発点にもなったのです。

このような目覚めは、漱石という選ばれた人間にだけ起こった特別な経験なのではありません。「うつ」から真に脱することに成功した人たちは、やはり例外なく、ある時点でこの「自己本位」に目覚める経験をしているのです。

漱石の遺した熱いメッセージ

このように「他人本位」から「自己本位」に脱し、自身の神経衰弱を克服した漱石は、次代を生きる若き聴衆に向けて、次のように熱く語りかけています。

ああここにおれの進むべき道があった！　ようやく掘り当てた！　こういう感投詞を心の底から叫び出される時、あなたがたははじめて心を安んずることができるのでしょう。(中略)もし途中で霧か靄《もや》のために懊悩していられるかたがあるならば、どんな犠牲を払っても、ああここだという掘り当てる所まで行ったらよかろうと思うのです。(中略)だからもし私のような病気に罹った人が、もしこの中にあるならば、どうぞ勇猛にお進みにならんことを希望してやまないのです。もしそこまで行ければ、ここにおれの尻を落ちつける場所があったのだという事実をご発見になって、生涯の安心と自信を握ることができるようになると思うから申し上げるのです。

（『私の個人主義ほか』、夏目漱石、中公クラシックス）

この漱石の熱のこもった言葉は、一〇〇年近く経った現在でも、私たちに新鮮に、力強く響いてきます。

「自己実現」とか「自分探し」といった言葉があります。これらは、いつの間にかすっかり手垢にまみれてしまって、今日ではあまり評判のよろしくないイメージをまとってしまった観があります。そのうえ「本当の自分なんて、どこにもありはしない」「自分探しなんて、するだけ無駄」といった浅薄な言説が、ずいぶんと幅を利かせてもいます。

そういったマイナスイメージがなぜ生じてしまったかという問題はさて置き、それでもなお「自己本位」として漱石が言いたかった「主体」回復の大切さは、時代が変わったからといって容易に減じるようなものではないはずです。

「主体」をいかに自分に取り戻すかという問題は、人間にとって「生きるか死ぬか」に関わるほど根源的で切実なテーマなのであって、決して「あり得ない」ものでも「無駄な」ものでもないのです。

「うつ」に限らずとも、人が「主体」を見失ってしまった時に、その苦悩の中には「主体」の回復に向けた重要なメッセージが秘められていることを忘れてはなりません。

このような苦悩を単に「症状」と捉え、すぐに駆逐しようとするインスタントな傾向が主流になっている今日、私たちは改めて、漱石の遺してくれた血の通った言葉に耳を傾けてみる必要があると思うのです。

第六章 「うつ」が治るということ

26 現代人に蔓延する「ゾンビ化」現象

……夢を見ない若者がいます。夢を見ない若者は悲惨です。夢を見るための時間も、神が入る余地もなく、ワクワクする余裕もない人は、そうして、豊かな人生が味わえなくなるのです。笑うこと、楽しむことを忘れた人たちがいます。すごいと思ったり、驚いたりする感性を失った人たちがいます。ゾンビのように心の鼓動が止まってしまった人たちです。（ローマ教皇フランシスコ「青年との集い」における講話より。２０１９・11・25東京カテドラル聖マリア大聖堂）

三八年ぶりに来日したローマ教皇は、日本の若者たちに向けたスピーチの中で、このように「ゾンビのように心の鼓動が止まってしまった人たち」が次第に増えてきているのではないかと問いかけました。これは、私が日々臨床で感じていることにも合致するもので、現代人が内に抱える問題の本質を、鋭く看破した発言だと言えるでしょう。

しかし、この現代の若者の「ゾンビ化」は、従来の「うつ」症状としての「無気力」として説明がつくものではありません。

従来型の「うつ」であれば、物事への興味や意欲に特に問題がなかったところに、「うつ」の発症によって初めて「無気力」な状態が生じ、本人はこの突然の変化に狼狽し、これを異常と自覚し、苦しんでいることがほとんどです。しかし他方、現代の「ゾンビ化」現象の場合は、人生のかなり早い時期からジワジワと生じる「無気力」であり、成人した頃にはすっかり慢性化していて、本人自身は、あまり違和感なく過ごしている場合も少なくないのです。

将来の夢は「楽になること」

近年ではかなり多くの子供たちが、自己実現を子供に転嫁したいわゆる「教育熱心な親」によって、幼少期からすき間なく習い事や塾に通わされ、小学校高学年か中学時代にはすっかり精神的に疲労困憊し、早くも一種の燃え尽き状態に陥っていることが珍しくありません。

中学校一年生に将来の夢を書かせたところ、少なからず「楽になること」という回答があったと耳にしたことがありますが、これは、もう一〇代の初め頃から「ゾンビ化」が始まっていることの顕著な表れと言えるでしょう。彼らにとって人生が、親を始めとする周囲から「求められたことをこなす」イメージ一色になってしまっているとすれば、一日も早くそんな義務から解放され、「楽になりたい」と願うのも当然のことかもしれません。

そもそも真の「気力」というものは、あくまで自発的な興味関心によって自然に湧き上がってくるものであって、誰かに強制されたり、誰かの期待に応えようとして生ずるものではありません。また本来は、いくらわが子であっても親自身とは別個の存在、つまり、「他者」なのですから、親の子供への「期待」というものは、その本質は親側のエゴや「欲望」にすぎないことをわきまえておく必要があります。せいぜい親にできることは、その子独自の資質を感知し、それが伸びやかに育つことをあくまで間接的に援助するくらいのもので、むしろ重要なのは、ただひたすらわが子を見守り待つことのほうなのです。

しかし、わが子との「自他の区別」がついていない親や、子供独自の成熟のタイミングを待てない親が近年激増しており、巧妙に先回りをして「あなたのためよ」という大義名分で、さまざまな学習プログラムを子供に強制してしまうことが、あまりに当たり前になってしまいました。そして、この過干渉の蔓延は、何と大学入試会場に「保護者控室」が用意されるといった異常な状況すら生み出しています。嘆かわしいことに、最高学府であるはずの大学までもが、このような悪しき風潮に迎合してしまっているのです。

さて、このような大人からの押し付けに対して「No!」を言うことを禁じられて育った子供たちは、早い段階から「受身的なメンタリティ」を身につけることになります。幼く非力な彼らには、それ以外に親元で生き延びていく術がないからです。

しかし第24節でも触れましたが、このように「Ｎｏ！」を禁じられることによって、人は、自分の「心」の声を無視するような傾向を身につけてしまい、その結果「自分が何をしたいのか」が分からなくなってしまいます。そして、このようにして次々に作り出される「受身的メンタリティ」こそが、夢を持てない「ゾンビ人間」の本態であると考えられるのです。

ハングリー・モチベーションの時代の終焉

さて、このような早期教育の過熱の問題のほかに、若者の「ゾンビ化」が生じるもう一つの要因にも目を向けておく必要があります。それは、私たちの生きている世界が、急激に「生きる意味」の見つかりにくい時代に入ってきているということです。

人類は、その始まりから永らく、さまざまな欠乏や不足を補い、それを少しでも満たそうという方向に動機づけられて生きてきました。衣食住を始め平和や安全、安定、快適性、娯楽、そして情報や利便性。これら諸々の状況が少しでも改善、向上するように、あるいはより多く手に入るようにと、人々はそれらに向かって心血を注いできたわけです。このような行動原理で人類が動いてきた時代を、私は「ハングリー・モチベーションの時代」と名付けました（詳しくは、拙著『仕事なんか生きがいにするな　生きる意味を再び考える』〈幻冬舎新書〉を参照のこと）。

この「ハングリー・モチベーションの時代」においては、多くの人々はその欠乏や不足を埋めることを「生きる目標」に据え、それを目指して頑張ることが「生きがい」になっていました。このような方向性の努力は、達成度が目に見えて分かりやすいものであったために、それが励みとなり、大いに頑張りがいの感じられることだったのです。

しかし、これが二〇世紀の終わり頃より、急激に加速する高度情報化や技術革新、そして膨張するグローバル経済によって、大きく様変わりし始めました。厳密に見れば世界全体について一律に言える話ではありませんが、少なくとも先進諸国を中心に、物質的な豊饒や余剰、行きすぎなくらいの利便性、使い切れないほどの情報の洪水があっという間に私たちを取り囲む環境になったのです。

つまり、「ハングリー・モチベーションの時代」は私たちが気づかぬうちに、もはや終焉を迎えていたということなのです。しかし、その移り変わりを生きてきた私たちの多くは、依然として「ハングリー・モチベーション」のメンタリティを引きずったまま生きているのが実状です。

ところが、「デジタルネイティブ」と呼ばれるような若い世代にとっては、現代社会の利便性や豊饒さは幼少期から当たり前にあった環境なので、それは、あえて追いかけたいと思う対象、つまりモチベーションを喚起する対象には成り得ません。そのため、「何を生きがいに生きるのか」という根源的テーマに関して、上の世代との間で大きなジェネレーションギャップが生じているのです。

そのために、「ハングリー・モチベーション」を引きずっている世代が親であり教師、上司であり、そんな彼らが社会を方向づけているような状況下では、若い世代の「どこに生きる意味を求めたらよいのか」といった問いは大概、理解すらされずに、虚しく空を切ってしまいます。どんなにモチベーションの不在やその苦しさを訴えてみても、所詮、「甘ったれた言い訳だ」くらいにしか受け取られず、「お前たちにはハングリー精神が足りないんだ！」と一喝されるのがオチなのです。そんなことを言われても、おっしゃる通り「ハングリー精神」とは無縁で育ってきたのですから、彼らは途方に暮れるしかありません。

「生きる意味」はどこに

こんな状況に置かれてしまっている若い世代に「生きる意味が見つけられない」「いろいろと面倒な人生を、それでも続ける意味はいったいどこにあるのか？」といった実存的苦悩が増えてきているのは、当然のことだと言えるでしょう。適切な指針も、見習うべきモデルも見つからないのですから。

ただし、ここで注目しなければならないのは、彼らは言葉の上で「生きる意味」を問うてはいるものの、実のところ、「意味」ではなく「意義」を求めてしまっているのかもしれないという問題です。彼らの嘆きが、しばしば「したいことが見つからない」「目標が持てない」といった表現を伴っているところを見ると、彼らが「意義」を求める価値観の圏内から「生きる意味」を問うていることが分かるのです。

「夏休みを有意義に過ごしましょう」など、学校でお馴染みの「有意義」という言葉の正体は、「絵日記に堂々と書けるような過ごし方をせよ」ということで、「何かをすること」や「どこかに行くこと」を指しています。つまり、意義というものは、目に見えるプラスなことをすること、つまり実効性や有用性のあることを合目的的に「する」ことを指している言葉なのです。

しかしながら、このように「意義」を追い求める価値観は、まさに「ハングリー・モチベーション」の精神そのものであることに気づかなければなりません。

ですから、「ハングリー・モチベーション」が成り立ちにくい現代に「生きる意義」をいくら追い求めても、原理的に、真の解決にはたどり着かないわけです。

では、真に「生きる意味」というものは、いったいどういうものなのでしょうか。

ここで、「意味」という言葉そのものに注目してみましょう。

そこには、「味わう」という文字が入っています。味わうということは、決して合目的的な行為ではありません。ふと空を見上げて雲をぼんやり眺めてみたり、風のそよぎに季節の移り変わりを感じ取ったりする。このように不意に訪れる感興に浸ることこそ、私たちが何かを「味わっている」経験の瞬間なのです。

この種の感覚は通常、生まれながらにして人間に当たり前に備わっているものです。しかしながら、生まれるや否や、社会や周囲の大人たちによって「意義」にまみれた感覚で取り扱われ、無邪気に遊んでいても「将来何になるの？」といった無粋な問いに汚され、右も左も分からぬうちからお絵描き教室、体操教室、音楽教室、英語教室、水泳教室、算術教室等々に連れて行かれるような今日の風潮は、ゆったりと「意味」を感取する彼らの感性の芽を、むしろ摘んでしまっているように思えてなりません。

いまを生きる

「いまを生きる」という言葉は、あちらこちらでよく耳にするものだろうと思いますが、これこそがまさに「意味」を感じ取る生き方の、別の言い方です。

「味わう」ということは、「いま・ここ」でしか生じようのない、刹那の経験です。一方、「意義」を求める生き方とは、極論に響くかもしれませんが、その内実は、将来のためにいまを犠牲にするような生き方だと言えるでしょう。もちろん、将来に備えることもわれわれ人間にとって、大切なことに違いありません。しかしながら、あまりに将来にばかりベクトルを向けて日々を過ごしてしまうと、「ではいったい、いつになったら生きられるのか？」といった、本末転倒なことにもなりかねません。進学に備え、就職に備え、結婚に備え、子供の将来に備え、老後に備え、そして気がつけば、十分に備えや蓄えはあっても、もはやそれを享受する感性もエネルギーもすっかり枯渇してしまっている。そんな倒錯した悲喜劇が、昨今、あちらこちらで見受けられるのです。

第一節で紹介した「頭／心＝身体」の図式（図1）に則って説明すれば、私たちの「頭」はコンピュータ的な働きをする場所で、これは過去と未来を志向します。つまり、過去の分析と将来のシミュレーションを行う場なので、現在というものに焦点が合うことはありません。「現在」を捉えようと計算分析しているうちに、それはあっという間に「過去」になってしまいます。

一方われわれの「心＝身体」は、そのようなコンピュータ的計算処理を行うタイムラグがなく、常に「現在」、つまり「いま・ここ」に向かって反応する場所です。ですから、この自然原理でできている「心＝身体」こそが、私たちが「意味」を感じることができる場所なのです。「頭」が「意義」を計算したり計画する場であるのとは、実に対照的です。

ですから、真に「生きる意味」を求める生き方とは、「心＝身体」を自身の中心と捉え、「いま・ここ」を感じながら生きることにほかなりません。

実存的な問いを持って生きること

食糧を求め、危険を回避し生き延びて、繁殖行動をして少しでも多く子孫を残そうとする。これがすべての生き物の基本に据えられた行動原理です。ですから、「意義」を求めて「頭」が将来に備えようとする働きそのものをなくすことはできない。しかしながら、われわれ人間には物事に「意味」を求めるという、他の動物とは違う性質がそこに加わっている。

つまり、このように私たちは「頭」と「心＝身体」という性質の違う部分を併せ持つハイブリッドなので、「意義」を求める動物的な性質がある一方で、どうしても生きることに「意味」を問わずにはいられない性質も併せ持っている。これが、私たち人間が「実存的な問い」から逃れられない根本理由なのです。

シーシュポスの神話にもあるように、人は無目的に何かをする、すなわち徒労ということが苦痛でならないものです。しかし、目的というものに向かうことで成り立っていた「ハングリー・モチベーションの時代」が終焉を迎えてしまった今、私たちに突きつけられている大きな課題は、「意義」から「意味」への大きな意識の変革です。

「意味」とは、物事の「質」を感じ取り、じっくり味わうことによって得られるものです。これまで「頭」の支配によって、目に見える「量」的な目標を追いかけてきた私たちは、「意義」の満足によって「意味」をさほど真剣に問わなくても、ある程度ごまかしが利いていたのです。しかし、もはや「意義」で「意味」をすり替えることが難しくなった今日、私たちはいよいよ本気で「意味」を求めるような生き方に目覚めることが必要とされているのです。

そのためには、「意義」が優勢であったこれまでの時代のように「実存的な問い」を軽視してはならないのです。「実存的な問い」という最も人間的な苦悩を抱くことについて、動物的次元からその苦悩を嘲笑《あざわら》う「ハングリー・モチベーション」の風潮に引きずられることなく、誇りを持つことが大切なのです。

27 いまを生きよ

――「パニック障害」の告げるもの

突然、強い不安とともに動悸や息苦しさ、冷汗、吐気などの発作（パニック発作）に襲われる「パニック障害」は、現代において「うつ」と同様、多くの方々が悩んでいる問題です。

初めてパニック発作に襲われた人は、身体的な問題ではないかと考えて内科などを受診することが多いのですが、検査を行っても特にその原因と思われるような異常は見つかりません。

近年では、「パニック障害」と「うつ」の境界線はかなり曖昧で、両者が合併していると診断されるケースもあれば、「パニック障害」から始まって後に「うつ」が徐々に現れてくるケースもあります。

「死ぬかもしれない」不安はなぜ起こるのか?

「パニック障害」は従来「不安神経症」と呼ばれていたもので、その特徴である発作（パニック発作）は、もともと「不安発作」と呼ばれていました。このことからも分かるように、パニック障害は強烈な不安を伴っているところが最大の特徴です。

この不安は「このまま死ぬかもしれない」と感じられるようなものであることが多く、それがあまりに強烈であったために、予期不安と呼ばれる「またいつ発作が起こるか分からない」という心配におびえ、生活にもさまざまな支障をきたすようになります。

それにしても、なぜ「死ぬかもしれない」といった不安が、わざわざ自分の内部から起こってくるのでしょうか?

「病というものは、何らかのメッセージを自分自身に伝えるべく内側から湧き起こってくるものである」、あるいは「病は、その中核的な症状によって、自分自身をより自然で望ましい状態に導こうとしている」という見方で「うつ」について考察してきましたが、ここでもその考え方を用いてみましょう。

すると、奇妙なことに「死ぬかもしれない」と自分自身に思わせることに「パニック障害」の意味がある、という話になってしまいます。

さて、これはいったいどういうことなのでしょうか？

〝メメント・モリ〟――死を忘れるな

古いラテン語の格言に、〝メメント・モリ（memento mori）〟というものがありますが、これは「死を想え」「死を忘れるな」という意味の言葉です。

古代ローマの哲人皇帝マルクス・アウレリウスも、同じ意味のことを次のような表現で述べています。

一万年も生き永らえるであろう者のように振る舞うな。〔死の〕運命はすでに迫っている。

（『自省録』、マルクス・アウレリウス、鈴木照雄訳、講談社学術文庫）

これらは、「死というものを視野に入れて生きなければ、人間は限りある生の大切さを忘れて過ごしてしまうものだ」という意味の警句です。

空気がなくなって初めて空気の存在の大切さに気づいたり、米不足になってから急に米についての意識が高まったりするように、人は「死」を身近に突きつけられて初めて、いまの自分の生き方を検証せざるを得なくなる。つまり、「死」は私たちに「いまの生き方で、あなたは後悔なく死ねますか？」と厳しく問いかけてくるのです。

「パニック障害」の「このまま死ぬかもしれない」という不安自体に何らかの意味があるとすれば、この〝メメント・モリ〟のメッセージしかないのではないか。ある時私はそう思いいたって、以来、「パニック障害」の方との面接においてこのテーマをお伝えしてみるようになりましたが、はたして実際、ほとんどの方がハッとされ、何らか思い当るところがあるという反応を示されるのです。

なぜ、地下鉄や特急電車でパニック発作が起こりやすいのか？

パニック発作や予期不安は、特に地下鉄や急行・特急電車の中で出現しやすい傾向がありますが、同じ乗り物でも、地上を走る各駅停車の電車やタクシーなどは比較的大丈夫であることが多いようです。

これは、地上か地下かによる「閉塞感」の違いや、「降りたい時にすぐに降りられるかどうか」といった点が重要なポイントであることを示唆しています。そして、このことからある大切なことが推測できるのです。

つまり、その人はすでに、いまの生き方に「閉塞感」を感じ、「降りたい時に降りられない」レールの上を走っているような人生と感じているのではないか、ということです。そうだとすれば、まさに同じような閉塞状況が物理的にもたらされた時に、その人は心理的・物理的に二重に「閉塞」させられるわけで、それに反応して発作が引き起こされやすいのだと考えられるのです。

いまを生きよ!

先ほどの〝メメント・モリ〟と対にして考えられる言葉として、やはりラテン語で〝カルペ・ディエム(carpe diem)〟というものがあります。ホラーティウスという詩人が残した詩の一節で、「今日という日を摘め」という意味です。つまり、「いまを生きよ」というメッセージです。

現代の私たちの生活は、常に「将来に備える」ことを求められ、いまを生きることを犠牲にせざるを得ない状況に満ち満ちています。もちろん、それは現代を生きるうえではある程度避けられないことなのですが、あまりにバランスが将来への投資に偏ってしまった時に、私たちの「内なる自然」は警鐘を鳴らし始めます。

「頭」というコンピュータはシミュレーションが得意ですから、過去の分析やそれに基づいた未来の予測を行い、後で少しでもうまくいくようにと計画を立て、現在を犠牲にしてでも「将来に備えよう」とします。

しかし一方、自然の原理でできている「心＝身体」のほうは常に「いま・ここ」という現在を重視するので、「現在を犠牲にせよ」という「頭」の指令を基本的には歓迎しません。「頭」の計画によほどの説得力があれば、「心＝身体」側もある程度までは妥協し応じてもくれますが、それにも限度があるのです。

「将来に備える」価値観の落とし穴

いくら将来のためとはいえ、いまを生きることの手応えが感じられないような日々を送ってしまっていると、「心＝身体」は早晩、実力行使に訴えてくることになります。その実力行使が、「パニック障害」の形をとることもあれば、「うつ」の形をとることもあります。

しかしそれすら受け取られない場合には、「心＝身体」は自爆テロ的に重篤な身体疾患を引き起こして、もはや仮想の〝メメント・モリ〟ではなく、身体的で現実的な死の恐怖の形で〝メメント・モリ〟を突きつけてくるのです。つまり、象徴的な次元でメッセージが発せられた時にはメンタルのトラブルの形をとるのですが、現実的な次元でなければメッセージが届かないとなれば、やむなく身体疾患の形をとるのではないかということです。

「将来に備える」という考えは、仏教的に見れば「執着」と捉えるべきものですが、今日ではこの考えが堅実で真っ当なものと捉えられ、個人のレベルを超えて社会的にも賛美される風潮になっています。しかし、「将来に備える」という一見正しく合理的に見える価値観は、「いま・ここ」を生きるという自然な在り方を犠牲にしてしまうという危険な側面も持っていることを忘れてはなりません。

忍耐強く禁欲的であることを美徳として勤勉に生きてきた私たち日本人は、ともすると「いま・ここ」を大切にすることに罪悪感を抱いてしまう傾向があります。しかし「将来への備え」の正体とは、実のところキリのない「執着」であり、「いつかそのうちに」と思って「いま」を浪費しているうちに、貴重な人生の時間は終わりを迎えてしまうかもしれないのです。「死を想え」という古い格言や「今日という日を摘め」という古い一節は、今日の私たちにとって決して無用なものではありません。古今東西、人間の真に生きている実感とは、常に「いま・ここ」以外で得られたことはなかったのです。

28 死んだ食事と「うつ」のメンタリティ
――ガソリン補給のためだけに食べる人々

食事は私たちの生活の基盤をなすものですが、食生活にはその人の生活の様子が如実に反映してくるものです。

「うつ」の治療を行う中で、クライアントに食生活の内実を仔細にうかがってみると、その人が「うつ」に陥る背景となった問題点がそこに象徴的に表れていることがわかります。

そこで、この食事という日常的な観点から、現代人の「うつ」に陥りやすいメンタリティについて考えてみたいと思います。

同じものを食べ続ける人々

――昼食は、いつも同じカップ麺を食べていた。

――毎朝、同じファミレスで同じモーニングセットを食べ、昼は数ヵ所のランチを延々とローテーションし、夜はいつもコンビニ弁当を食べていた。

このように、同じものを延々と食べ続けるような食生活になっている人が案外少なくありません。

このような食生活を続ける人にとって、食事はいわばガソリン補給のようなものになっていて、その都度「何を食べようか」と考えること自体が面倒に感じられるので、メニューが必然的に固定化してしまうようです。

生き物の最大の特徴は、その「即興性」にあるわけですが、このように固定化した食生活では、まさにその即興性が失われてしまって、「死んだ」食事になってしまっています。しかも、このような食生活になっている場合には、その料理の内容自体も、冷凍やフリーズドライなどのプロセスを経た料理で済ませていることが多いようです。

しかし、料理とは単にカロリーや栄養を補給するためだけのものではなく、いわば「魂の食べ物」でもあるわけですから、たとえ栄養分析的には同じものであっても、それが作られる過程において「心が尽くされたもの」であるかどうかという点は重要です。それが「生きた」料理であるかどうかは、それがいかにして作られたものなのかによって左右されるのです。

「死んだ」料理ばかりが続いても違和感を覚えないというのは、その人が知らず知らずのうちに、機械のような「死んだ」状態に近づいてしまっていることを表していると言えるでしょう。

人間の身体に足し算引き算は当てはまらない

――健康のために、毎日必ず〇〇を食べるようにしています。

――不足がちな栄養素を、きちんとサプリメントで補っています。

これらは一見、とても健康に配慮しているように思える発言なのですが、しかし、そこで実際に行われている食行動自体は、必ずしも適切なものだとは言えません。

ここで問題なのは、「足りないものは補い、過剰なものは摂取を控える」といった足し算引き算レベルの算術的発想を無批判に信奉している点と、「毎日必ず」という形で生き物の即興性を無視した固定的習慣に縛られている点です。

このような考え方がすっかり広まった背景には、そもそも西洋医学が初歩的な算術的発想を基盤にしがちなことや、現代の栄養学もそれに倣って同様の発想になってしまっていることがあるのではないかと考えられます。

このような算術的発想は、人間という生命体を機械と部品のように捉えた「死んだ」人間観に基づいていることに留意しなければなりません。

動物には、基本的にある程度は必要な成分を合成する力があるので、草食動物がタンパク質不足になったり、精進料理を食べているお坊さんが栄養失調になったりはしません。

例えば、糖尿病や肝機能障害を内科医に指摘され、食事制限をするよう言い渡されている方が、逆にその食事制限がストレスになって経過が芳しくないことは珍しくありません。通常の内科的発想ではあり得ないことと思われるかもしれませんが、そんな方にあえて「本当に食べたいものを喜んで食べてみる」ように勧めてみたところ、それできれいに治ったケースを私は実際にいくつも経験したのです。

もちろん、これは安易に一般化すべきことではありませんが、私の行ったことは、要点だけを言えば、「量」だけの算術的発想のところに「本当に食べたいもの」「喜んで」といった「質」の観点を導入して、その人の閉塞的状況を打開したということなのです。

人間の身体を機械と見なした算術的発想からすれば、私の行ったアドバイスは一見非常識なものに思えるかもしれませんが、しかし、むしろ人間の精神の存在を度外視して、足し算引き算の発想でしか事態を捉えられない発想のほうがよほど問題なのではないでしょうか。

つまり、なぜそのような身体疾患が出現したのか、その人がそもそも偏った食生活に陥っていたのはなぜか、といった精神生活も含めた全人間的な視点で問題にアプローチすべきなのであって、これを行わず通り一遍の機械論的人間観に基づいて「量」的な食事制限を行っても、うまくいくはずはないのです。

これ身体に良いらしいから、食べてみない？

こういった食べ物の勧め方も、今日では決して珍しくないものになっていますが、現代人の食生活が「頭」優先になってしまっていることが、こんなところにも表れています。

この場合の「身体にいい」というのは、栄養学的知識に基づいた価値判断です。しかし、栄養学的知識には、人間を機械として固定的に捉えているために、即興的で動的な生き物として捉える視点が不足しています。

真の意味で「身体にいい」ものとは、「頭」の仕入れた知識などによらずとも、本来は「心＝身体」側が「食べたい」という自然な食欲の形で教えてくれるものです。「身体」は、その日その時の体調に合わせて、その時に必要なものを間違いなく教えてくれるようにできているのです。

本来の「心＝身体」が発する自然な食欲は、毎日同じものを食べたがったり、過剰に何かを欲したりはしないものです。例えば、寒い日には体を温めるものを欲し、暑い日には体を冷やしてくれるものを欲したりと、それは見事なバランス感覚を備えているのです。

哲学者ニーチェは、こんなことを述べています。

わたしの兄弟よ、君の思想と感受の背後に、一個の強力な支配者、知られない賢者がいるのだ、——その名が「本来のおのれ」である。君の肉体のなかに、かれが住んでいる。君の肉体がかれである。

君の肉体のなかには、君の最善の知恵のなかにあるよりも、より多くの理性がある。

（『ツァラトゥストラ』、ニーチェ、手塚富雄訳、中公文庫）

つまり、私たちの「身体」とは、「頭」の理性などをはるかに超えた、信頼に足る見事な判断を行ってくれる場所なのです。

「美味しい」を信じる

私たちの味覚や嗅覚は、その時「身体」が必要とするものに対して「美味しい」とか「いい香り」というように「快」を感じるようにできています。

例えば、漢方薬を風邪のように半日から一日単位で「身体」の状態が変わっていく病態に用いてみると、ひき始めの急性期にふさわしいクスリ（葛根湯など）はその時期には好ましく感じますが、発汗を経て急性期が過ぎるとあまり美味しくは感じられなくなります。つまり、クスリ自体はまったく同じものであっても、「身体」の状態が変化することによって、その感じ方はダイナミックに変化するのです。

これは食べ物全般についても当てはまることで、私たちの食欲は最も正確にその時の「身体」が必要とするものを「食べたい」として教えてくれ、そして それを食べて「美味しい」と「身体」が喜ぶようにできているのです。

ただし、「私は〇〇が好物だ」「もったいないから食べてしまおう」「高価なものだからこの際食べておこう」といった「頭」由来の「偽の欲求」が関与している場合には、食欲がそのノイズによって攪乱させられてしまいこの原則が当てはまらないので注意が必要です。この「偽の欲求」を見分けるコツを大まかに言えば、固定的・打算的・人間関係への配慮など非生理的な要素の混入があるかどうかという点にあります。

「身体にいいから」は、「身体」に良くない

現代人の食生活に関する問題は、これ以外にも多々挙げられますが、いずれも問題のエッセンスは共通しています。それは、本来の「身体」によって食べる食生活が軽視されてしまい、不完全な知識に振り回されて、「頭」で食べるような食生活になってしまっているということです。

特定の知識や習慣に振り回されることは、それが部分的にはどんなに「正しく」見えても、即興性を持つ動的な生き物としての人間にとっては、決して常に「正しい」とは言えないとい

うことを、私たちは知っておかなければなりません。

TVなどで「〇〇が身体にいい」となれば、その食品が急に市場で品薄になる現象もあるようです。しかし、少なくとも大自然由来の食材はことごとく何らかの意味で、私たちの「身体にいい」もののはずで、それがやっと少しずつ科学的にも捉えられるようになったにすぎません。科学は私たち人間の先を行っているのではなく、ずいぶん後ろのほうで遅々とした歩みを不器用に進めているものなのです。ですから、そのような一面的知識に振り回されて、即興的な食欲を無視して同じものを食べ続けるほうが、はるかに健康には有害なのです。

大切なことは、私たちがその時の自分の「身体」が何を欲しているのかという声を歪みなく聴き取れるように、日々心掛けることです。つまり、「いま、自分は食べたいのかどうか？」「いま、自分は何が食べたいのだろう？」といった感じで、自分の「身体」にその都度丁寧に耳を傾けてみるのです。

「身体」の声が聴き取れる状態とは、「頭」と「心＝身体」の間の蓋が開いている状態に相当します。これが、精神的にも身体的にも最も自然で好ましい人間の状態なのです。

「うつ」のみならず人間の不健康な状態とは、「頭」の独裁的な自己コントロールが肥大化し、「心＝身体」を無視したことによって引き起されるものです。私たちの日常の基本である食生活が、「自分の食欲に耳を傾ける」というささやかなことを心掛けるだけでも、自分自身のバンスに少しずつ自然な調和を取り戻してくれるようになるでしょう。

29

何もしない時間の欠乏
――「有意義」という強迫観念

現在の社会では、何につけても効率が優先され、通勤時間などでも寸暇を惜しんで知識を身につけることが奨励されるような風潮があります。

経済効果や経済効率が最優先される価値観は、いつの間にか「時は金なり」という考えと結びついて、私たちの生きる時間についても、常に「有意義」に過ごすべきであるという強迫観念を生み出してしまいました。

何かを「する」ことにばかり価値が置かれ、何も「しない」時間は無為に浪費された時間と見なしてしまう現代人の意識は、「うつ」を引き起こすオーバーワークの精神的土壌になっていますし、「うつ」の治療に欠かせない「何もせずに」療養するという際にも、罪悪感や焦燥感を抱かせる原因になっています。

幼少期から始まっている強迫的な時間管理

相談にいらっしゃるクライアントの幼少期からの歴史をうかがってみると、常にすき間なく習い事や塾、友だちとの遊びの予定等でスケジュールがびっしり埋められていたと語られることが珍しくありません。

幼少期においては、親の影響下で毎日が「有意義」にしつらえられ、何をするわけでもなくダラダラと過ごす時間が奪われてしまうことが多いようですが、後にそれが習慣化して、本人自身もスケジュール帳に空白ができることに不安を覚えるようになったりします。

学校では、長期休みにすら日課表や予定表の作成が義務づけられ、それをきちんとこなせることが良い過ごし方であるとすり込まれます。

社会人になってからも、余った時間はスキルアップを目指して「有意義」に使うべきだという考えがあちらこちらから聞こえてきます。また、職場においては、徐々に時間効率が厳しく管理されるようになってきている流れもあります。

このような時代ですから、何も「しない」でダラダラと過ごすことが問題視されることはあっても、何かを「する」ことで埋め尽くされた状態について問題視されることは滅多にありません。しかも、目に見える「有意義」なことをしていれば周囲からプラスの評価を受けやすいこう、「有意義」に傾く傾向は、疑いを抱くこともなくどんどん強化されていくことになるの

「うつ」は「有意義」への反逆

人間の「頭」とは、そもそも「二匹目のドジョウ」を狙うような効率化を目指して発達してきたコンピュータ的な部分です。ですから、予定を立てたり計画をしたりするのは、「頭」の得意分野ですし、それを実行に移す意志力も「頭」由来のものです。

「頭」はコンピュータ的情報処理を行ううえで、量的に把握可能なもの、つまり目に見えるものを重視する性質があります。ですから、自分自身の価値を考える時に、「何をしたのか」「何が達成されたのか」などの生産性を目安に評価しようとします。

しかし人間は、そもそも何かのための生産マシーンとして生まれたわけではありません。ですから、「常に有効に稼働しなければならない」という考え方は、生き物としての自然に反したものなのです。

「頭」がコンピュータ的で自然の原理から遠い部分であるのに対して、人間の生き物として自然な部分は「心＝身体」の側にあります。ですから、「頭」が過度に効率を求めたり「有意義」であることを自らに課したりしますと、「心＝身体」はそれにたまりかねて、ある時点から反逆を始めるのです。

反逆とは、相手が最も嫌がるようになされるものです。

ですから、「頭」が効率的で「有意義」であることを強要し続けてきたことに対して「心＝身体」が反逆するとすれば、自分を「無為」で「何の生産性もない」状態に置くのが最良の方策になるわけです。

「うつ」の状態では、意欲が減退し、集中力は低下し、作業能率が著しく阻害されます。そして、強い倦怠感とともにすべてに価値が感じられない状態にも陥ります。これぞまさに、常に「有意義」な生産マシーンであることを強要されたことに対して「心＝身体」が激しく反逆した状態として捉えることができるでしょう。

過食症も「有意義」への反発である

現代の「うつ」においては、もともと摂食障害の状態にあった方が途中から「うつ」状態も併発するようになるケースが珍しくありません。

摂食障害には拒食症と過食症とがありますが、どちらか一方の状態だけで経過することは珍しく、実際には拒食に始まり、途中から過食が主になるケースが多く見受けられます。

意外に思われるかもしれませんが、この摂食障害の方たちに共通して認められる特徴は、自己コントロール力の強さです。そのために、大概の人ならば挫折するはずの無理なダイエットても継続できてしまったりして、それを契機に摂食障害を発症してしまうことも多いのです。

本来人間は、「心＝身体」が必要なものを必要な分量だけ食欲という形で要求してくる見事なシステムを備えています。そこにダイエットという「頭」による計算が強制的に介入し食行動にコントロールをかけてくると、ある限度を超えたところで「心＝身体」側は、食欲のストライキ（拒食）か暴動（過食）という形で、レジスタンス運動を始めることになります。

特に過食症においては、過食の後に自ら嘔吐するパターンが多く、大量に摂取された食物は、ほとんど吸収される間もなく吐き出されることになります。しかし、この「無意味」で「無駄」な行為にこそ、反逆としての意義が潜んでいるのだと考えられます。

自己コントロール力の強い方たちは、強力な「頭」の監視下で、絶えず「有意義」であることを強いられて生活しています。その息の詰まるような生活に対して「心＝身体」が反逆し風穴を開けようとしたのが、「無意味」で「無駄」な過食嘔吐という症状なのです。

何もしない時間がなければ、「心」の声は聴こえない

何も「しない」空白の時間は、生産マシーンとしては「無駄」な時間に見えても、実は「心＝身体」にとってはなくてはならない大切な時間です。

人間は、何も「しない」空白の時間があってこそ、内省や創造と言われるような内的作業が

可能になるもので、ボンヤリとさまざまなことに思いを巡らしてみたり、自分自身との対話を行ったりします。また、退屈さゆえにどこかに新しい世界はないかと模索してみたり、とりとめもない空想にふけったりもするのです。このように自由な精神活動こそが、人類の文明や文化を築いてきた根源でもあると言えるでしょう。

「頭」はいつも大声で主張してきますが、一方の「心」のほうは、普段はかすかな声でささやくだけです。そのかそけき「心」の声を聞き届けるには、どうしても空白の時間が欠かせません。

知らず知らずのうちに現代人を蝕んでいる「有意義」という病に対して私たちが対抗できる方法があるとすれば、それは、日頃からあえて「無為」な空白の時間を大切にする意識を自覚的に持つようにすることではないでしょうか。

30

「自己コントロール」のワナ

——朝、きちんと起きられずに、遅刻してしまう。

——「今日休みます」という電話一本が、どうしてもかけられない。

――復職しても長続きせず、また出社できなくなってしまう。

「自己コントロール」がきちんとできることが一人前の大人の条件であるという観念からすれば、これらの「うつ」によく見られる状態は「自己コントロール」ができていない意志薄弱なものと捉えられてしまいがちです。

しかし、これまでも述べてきたように、「うつ」に陥った人々は、ほとんどの場合、発症前までは人並み以上の意志力を備え、強力に「自己コントロール」をかけて進んできた人たちだったのです。

「うつ」に倒れる人々が後を絶たない現在の状況は、このように肥大化した「自己コントロール」の病に対して、人間の内なる自然が起こした一種の「異議申し立て」であると見ることができます。

しかし今日では、「自己コントロール」こそ成功の鍵であり、それを身につけることが人間の成長であり幸せになるための条件だ、という信仰が私たちに浸透し、しつけや教育がそれを拡大再生産し、社会では組織がこれを巧みに利用して人々を隷属させる仕組みが作られてしまっています。

さらに皮肉なことに、そのような意味を負った「うつ」を抱える人々が救いを求める医療までもが、そこに「コントロール」を上乗せして「うつ」が駆逐できるかのような誤った幻想に取り憑かれてしまっています。

ベースにあるのは性悪説的人間観

「自己コントロール」を奨励するような言説は、裏返してみれば「人間というものは、ありのままでは邪悪で怠惰な存在である」という性悪説的人間観をベースにしたものであることが分かります。

この人間観は、厄介なことに、それが誤りであることが検証できない構造になっていて、そのために、多くの人々に疑いもなく脈々と受け継がれてきたものだと考えられます。

このような人間観の誤りがなぜ検証できないのか、それを、次のような喩え話を使って考えてみましょう。

あるクラスに転校生が来ることになりました。しかし、どこからか「今度来る転校生は、かなりのワルらしいぜ」という噂が広まり、それは担任の先生の耳にまで入っていました。

いよいよ、噂の転校生がクラスにやってきました。

転校生は礼儀正しく自己紹介し、クラスに頑張って溶け込もうとしましたが、どうもクラスメイトも担任も妙な視線を自分に向けてくる感じがしてなりません。それもそのはず、「あいつ、ずいぶんネコかぶって普通を装ってるけど、いまに正体を現すに違いない」と周囲は警戒して接していたからです。

そんな視線にさらされ、何を言っても皆が妙な反応しかしてくれないので、転校生は次第に気持ちがふさぎ、そのうち本当に屈折していきました。そしてある時、クラスメイトの不愉快な言動に反応して、ついに暴力沙汰を起こしてしまいました。

それを見て周囲は、「やっぱりあいつはそういう奴だったんだ。いよいよ正体を現したぞ」と思ったのです。

しかし実は、例の噂は何かの間違いで広まった、事実無根のデマだったのです。

この喩え話において、「今度来る転校生は、かなりのワルらしい」という噂は、それが事実無根のデマであったことが検証されることなく、むしろ噂が二次的に生み出した暴力沙汰によって「やはり噂は真実だった」と追認されてしまっています。

人間についての性悪説も、これとまったく同じ構造によって、人々がその誤りに気づかないようになってしまっているのだと考えられます。

前にも述べたように、「うつ」の無気力な状態に陥ったクライアントに対して、私は「しっかり『うつ』をやってみてください」といったアドバイスを行います。それは、「うつ」の無気力状態を自己嫌悪し鞭打ち続ける「頭」の意志力を解除するための言葉です。しかし、性悪説的人間観を持ったクライアントの場合には、これがとても難しいことに感じられるようです。

それは、彼らの中に「そんなふうにしたら、自分は本当にダメで何もしない人間になってしまうのではないか」というおそれが根強く潜んでいるからです。

「自己コントロール」を外すと、本当にダメな人間になるのか？

そんな時、治療者がどんなに「無理をしないで、楽に療養してください」とお題目を唱えても、そう簡単にうまくいくものではありません。

「自己コントロール」の力を抜くことができないのは、先ほど述べたように「ダメで何もしない人間になってしまう」というおそれがあるためであって、その思い込みを払拭しなければ、クライアントは力を抜くことができないのです。

このように、多くの人々が脈々と信じ続けてきた性悪説的人間観を覆すのは、決して容易な作業ではありません。

このプロセスにおいては、クライアントから発せられるさまざまな疑問に対して治療者が根気強く答え続けることが求められますが、治療者自身が実のところ「自己コントロール」信奉者であるような場合には、アドバイスが上滑りなものに留まり、真の説得力を持ち得ません。

そこでは治療者自身が一個の人間として、内なる自然の素晴らしさを経験していることが、どうしても欠かせない要件となってくるのです。つまり、「頭」由来の「〜すべき」で行っていた行動を取り外しても、その後に、必ずや「心＝身体」由来の「〜したい」によるものに置き換わる時がくることを、治療者がわが身をもって「経験」していなければならないのです。

　第五章で昼夜逆転の問題を取り上げましたが、「規則正しい生活をしなければ治らない」といった生活指導を行うようなアドバイスは、「自己コントロール」信奉者によって行われていることが多いのではないだろうかと思われます。また、「復職に向けて、体力作りをしなければならない」「通勤の練習を計画的にすべきだ」といった指導や、日々の症状や睡眠等について強迫的な記録を義務づけるような治療も、その治療的意図に反して方法論自体が「自己コントロール」を強化する方向性を持ってしまっていることに注意が必要です。

　人間は、何もしないという退屈に延々と耐えられるほどの忍耐力は持ち合わせていない生き物です。療養が長引いてしまうのは、自己嫌悪や復帰への焦りといった「自己コントロール」の要素を解除できずに、いわば充電しながら放電しているような状態に陥っている場合がほとんどです。

　「自己コントロール」を外して真の「心」の療養が行われるようになると、充電に必要な一定期間の後に必ず退屈を感じるようになり、内なる自然の自発的な欲求によって、行動も活性化してきますし、もちろん、昼夜逆転も自然に解消していくものです。

31

「うつ」が治るとは新しく生まれ直すこと

「『うつ』は本当には治らない」「『うつ』は再発しやすいものだ」といった認識が、依然として、あちらこちらでささやかれ、信じ込まれているように見受けられます。これらは、「治る」ということを「元の状態に戻ること」と捉えて行われる対症療法的治療がはらむ限界を多くの人が見て、流布されるにいたった残念な風評です。

repair（修理）ではなく reborn（生まれ直した）あるいは newborn（新生）といった深い次元での変化こそが、真の「治癒」には欠かせません。この変化をここでは「第二の誕生」と呼ぶことにしましょう。

さて、この「第二の誕生」とはどのようにして可能なのか、そこからどんな生き方が始まっていくのかということについて、本書の最後に考えておきたいと思います。

仏教では、よく「自力」と「他力」ということが言われます。「自力」は自分の力を頼みにしている在り方を指し、「他力」は仏の力によって導かれることに開かれた状態を指しています。

「自力」とは「頭」の知力や意志力を頼みにしている状態であり、一方の「他力」は、大自然由来の「心＝身体」にゆだねた状態と見ることができます。そう考えてみると、さしずめ「うつ」とは、「自力」が尽きた状態に相当すると言えるでしょう。

ある日突然に朝起きられなくなる、会社に行こうとして自分に号令をかけても身体が動いてくれない。「うつ」の始まりによく見られるこのような状態は、「頭」が命令しても、もはや「心＝身体」がストライキを起こし従ってくれなくなった状態です。

「うつ」に陥りやすい人は、この「自力」を頼みにして長いこと自らに努力や忍耐を強いてきた場合が多く、それがある時点で破綻してしまったのが「うつ」状態です。

仏教哲学者の鈴木大拙氏は、「自力」と「他力」について、こんなことを述べています。

> 自力というのは、自分が意識して、自分が努力する。他力は、この自分がする努力は、もうこれ以上にできぬというところに働いてくる。他力は自力を尽くしたところに出てくる。窮すれば通ずるというのもこれである。（中略）底の底まで進んで破れないというとこ

ろまで進んで、やがて自力を捨ててしまう、そして捨ててしまったところに、自然に展開してきたところの天地、その天地というものは、やがてまたわれわれの客観界ではないのか知らんと思う。あるいは絶対客観とでもいうべきであろうか。

（『禅とは何か』、鈴木大拙、春秋社）

さて、ここで述べられている「他力は自力を尽くしたところに出てくる」ということを、「うつ」に当てはめて考えてみましょう。

「自力」の根を取り切れるかが重要なポイント

通常、「うつ」状態に陥った時点で、クライアントはまだ「自力」を捨て去ってはいません。「頭」はそう簡単には、自己コントロールの主導権を「心＝身体」側に明け渡そうとしないのです。

「心＝身体」がストライキを起こして動けなくなっているにもかかわらず、「頭」が最後の意地を張り続けているこの状態が、治療において最も根気の要る時期です。ここで、いかに徹底して「自力」の根を取り切れるかが、その後の経過を左右する重要なポイントになるからです。ある程度の期間休養することによって、とりあえずエネルギー自体は回復するので、一見状態が改善したかに思われがちです。しかし、「自力」の要素が残った状態で急いで社会復帰を行ってしまうと、発病前の「頭」支配の体制に逆戻りしやすくなってしまい、どうしても再発のリスクを残してしまうことになります。

「動けない」から「動かない」へ

「動けない」「何もしたいと思えない」「起きられない」などの表現が出てきているうちは、まだ「自力」の要素が色濃く残っていることが分かります。つまり、いずれも「動くべきである」「何かしたいと思うべきである」「起きられるようになるべきである」といった「頭」由来の must や should 系列の考え方がまだ前提になっていて、それが実現しないことを「頭」が嘆いている状態なのです。

これが次第に、「動かない」「何もしたくない」「起きたくない」といった「心」由来の want to や like 系列の表現に変わってくると、療養が良質なものになってきたことが分かります。

さらに、「こんなふうに何もしないで過ごすのは、何て快適なんでしょう」「このままずっと休んでいられたら幸せだろうなあ」という感じで休みを満喫できるようになってくると、やっと「自力」が尽きて、「他力」にゆだねる状態になったと見ることができるのです。

「他力」の現れとして、自然な意欲が湧き上がってくる

「自力」が尽きたところに、少しずつ「他力」が現れ始めます。

それはまず、療養に身をゆだね、休んでいることを安楽に感じるところから始まりますが、これが次第に療養していることに退屈を感じるようになると、好奇心も少しずつ発動するようになっていきます。

このようなプロセスを経て現れてきた意欲は、「心＝身体」が自然に生み出したものなので、「頭」が焦燥感を偽装して作り出した「偽の意欲」とは違って、これに従って活動してもまず問題は生じません。このような自然な意欲に基づいてなされた社会復帰は、再発のリスクを残さない最も望ましい形であり、周囲の人から見ても明らかに安心して祝福できる様子になっているものです。

しかしこのようにして実現する社会復帰は、初めにも述べたように、「元に戻る」こととは一味違っているものです。それは決して、同じ職場に戻ったり同じ学校に戻ったりするのではない、という意味ではありません。たとえ見かけ上同じ所に戻った場合でも、本人自身が内面的に大きく変化を遂げているという意味で、「元に戻る」のではないということなのです。

数々の思い込みが再検討され、人間としての成熟が始まる

の内面的な変化とは、「頭」の意志によって何でもコントロール可能だと思い込んでいた「自力」的な驕りが捨て去られ、大自然の摂理で動いている「心＝身体」に対し「頭」が畏敬の念を抱くようになり、その大いなる流れに身をゆだねる生き方に目覚めることを指しています。それは、近現代の人間中心主義から離脱するような大きな世界観の変化であると言えるでしょう。

この変化により、以前には見えなかったものが新たに認識されるようになります。例えば、「適応」することイコール「正常」であると信じていた思い込みが脱落し、「適応」とは「麻痺」の別名でもあることが見えてきたり、よく言われる「何だかんだ言って、メシが食えなけりゃ始まらないだろう」といった言い方の中にも、人間を骨抜きにする毒素が巧妙に混入されていることが透けて見えてくるようになったりします。

このように「自力」から「他力」に抜け出ることによって、生来すり込まれてきた思い込みの数々が再検討され、物事の真の姿を新たに捉え直す働きが起こってきます。

金銭・名誉・出世などへのこだわり、他人からの評判を気にする神経症性、表面的な人間関係にとらわれたり孤独をおそれたりして群れようとする傾向、無批判な組織への忠誠心、成果主義に振り回されて効率を追い求める非人間的環境、等々への疑いや幻滅が次第に明瞭になって、そこから離脱したまったく別種の価値が見出されるようになるのです。そして、生きるうえで価値を置く対象が、ダイナミックに変化します。

「第二の誕生」とは、このように内面的な大変革が起こることを指します。しかし、それを経たからといって、その人が仙人のような浮世離れした生き方をすることになるわけではありません。

現実社会の中で日々を過ごしながらも、そこに充満している手垢のついた価値観に振り回されたり、時代の風潮に流されたりすることなく、曇りなく自分が感じ取ったことをもとにして、自分自身で丁寧に考えるような在り方に変わるということなのです。つまり「うつ」は、現代における重要な覚醒の契機の一つと見ることができるのです。

32 「うつ」は覚醒の契機である

明治三九年に、夏目漱石は門下生の鈴木三重吉に宛てて、次のような手紙をしたためています。

いやしくも現今の如き愚なる間違ったる世の中には正しき人でありさえすれば必ず神経

弱はたる事と存候　これから人に逢う度に君は神経衰弱かときいて然りと答えたら普通の徳義心ある人間と定める事に致そうと思っている。

今の世に神経衰弱に罹らぬ奴は金持ちの魯鈍ものか、無教育の無良心の徒か、さらずば二十世紀の軽薄に満足するひょうろく玉に候。

（『漱石書簡集』、三好行雄編、岩波文庫）

この手紙をもらった鈴木三重吉は、のちに児童文学誌『赤い鳥』を創刊し、日本の児童文化運動に大きな功績を残した文学者です。この頃大学生だった三重吉は、「神経衰弱」にかかって休学し、郷里の広島に帰って療養していたのですが、そこに漱石はこのような手紙を送ったのでした。

この「神経衰弱」とは、現代で言えば、ほぼ「うつ病」に相当するものであったと考えられますが、漱石自身も英国留学中にこれにかかり、引きこもりがちの生活をしていたことがよく知られています。しかし、漱石はこの神経衰弱の時期を通して、「他人本位」で生きてきた自分の不甲斐なさと向き合い、「自己本位」こそが大切であることをつかんだのでした。そしてそこで得た境地が、その後の小説家・夏目漱石の精神的な出発点にもなったのです。

この経験を通して、漱石は自身が「神経衰弱」であったことについて、むしろ誇りすら抱くにいたったのでした。ですから、三重吉の状態についても決して他人事とは思えず、このような熱い手紙をしたためたのでしょう。

さて、先ほどの漱石の手紙を現代語に意訳してみれば、こんな内容になります。

……今のように愚かで間違った世の中では、真っ当な人であればあるほど、必ずうつになるはずだ。これからは人に会うたびに「君はうつか？」と聞いてみて、「そうだ」と答えたら、その人は真っ当な神経の持ち主だと考えることにしようと思っている。今の世の中で、うつにかからないような人は、金持ちで頭の鈍い人間か、満足な教育を受けられなかったために良心が欠けている人か、そうでなければ、現代に満ち溢れている軽薄さに満足している間抜けにちがいない。

これは、かなり逆説的で辛口な内容だと思われるかもしれませんが、私も、精神科医として日々「うつ病」のクライアントと向き合っていて、漱石と同じようなことを感じるのです。

通常のメンタルヘルスの考え方は、「社会適応」を目標とし、それに向けて「リワーク・プログラム」等々が必要であるといったものになっています。しかしこれは、適応の対象である「社会」が真っ当で筋の通った所であれば問題ないのかもしれませんが、これが「愚なる間違った世の中である場合には、そう単純に考えて良いものかと大変疑問に思うのです。

適応」という言葉は、それなりに響きの悪くない言葉ではありますが、その内実をよく考えてみれば、これは「麻痺」の別名であることが分かります。

例えば、朝夕の満員電車にギュウギュウに詰め込まれることに「適応」するとは、生き物として本来持っているパーソナルスペースの感覚を「麻痺」させることにほかなりませんし、わが国にあまねくはびこるムラ的な組織（会社、社内派閥、学校、クラス内のグループ、課外クラブ、家族、同窓会、ママ友のグループ、ＰＴＡ、政党、政治グループ、官庁組織、等々）に「適応」するには、同調圧力に屈し、そのタテ社会の原理に従って上の意向に忖度するなど、真っ当な自尊感情や良心を「麻痺」させざるを得ないところがあることは、誰もが痛感していることだろうと思います。

「うつ病」にかかってしまったクライアントたちは、そのムラの空気や不文律に「適応」した人たちに囲まれた中で、容易に「麻痺」し切れない自分を「不適応」であるとして厳しく責め、強く自己否定を内在化させてしまったケースが少なくありません。つまり、真っ当であったがゆえに、「不適応」に苦しむことになってしまったわけです。

昨今の官公庁の不祥事、スポーツ界のパワハラ問題、やむことのないいじめ問題、等々。これらはいずれも、「愚なる間違ったる世の中」が今日においてもなお、厳然として存在していることを示しています。そんな世の中にあって、さして生き辛さを感じることもなく、苦悩や不安を抱くこともないとすれば、漱石も言うように、そういう人の鈍感さのほうがむしろ問題なのではないでしょうか。

世の中に「適応」し、社会的に成功することばかりに価値を置いてきた人が「うつ」に陥ると、『うつ』は心の弱い奴がなるものだと思っていたけれど、まさか自分がなるとは思わなかった」とおっしゃいます。しかし人は、「うつ」のようなきっかけがなければ、なかなか自分の生き方に向き合ったり、世の中を深く見つめたりできないものです。詩人で思想家でもあった吉本隆明氏は、「オレは生まれた時から鬱病だ」という力強い言葉を遺していますが、「うつ」とは、決して恥ずべき事態などではなく、真に自分らしい在り方やより幸せな生き方に脱け出るために、自分自身から届けられた貴重なメッセージなのです。

しかし、巷で一般的に行われている治療法、すなわちただクスリで症状を抑え、一定期間療養するやり方だけでは、この大切なメッセージを受け取れるとは限りません。自身の「心」がいったい何を言おうとして、「うつ」というストライキを起こしたのか。これまでの生き方の何が違うと「心」は告げているのか。この、うつという「不幸印のギフト」がもたらした深い問いかけに、ゆっくりと静かに向き合うことによって初めて、この災禍にしか見えなかったものが、真に幸せな生き方を教えてくれるギフトであることが分かってくるはずなのです。

（初出・幻冬舎Plus 2018・6「憂鬱を浮き飛ばせ！ エッセイフェア」掲載）

旧版の　おわりに

本書は、ダイヤモンド・オンラインに連載された「『うつ』にまつわる24の誤解（2008・10〜2009・9）」と「現代人に突きつけられた『うつ』というメッセージを読み解く（2009・10〜2010・3）」をまとめて再構成し、若干の加筆・訂正を行ったものです。

ある程度の構想を立てて始めた連載のはずだったのですが、書き進めていくうちに予定とは違って、当初準備していたテーマを早めに使い果たしてしまい、途中からはいつも、締め切り前夜に何を書こうかと途方に暮れながら徹夜で仕上げることになったのでした。

しかしそれでも不思議に、いつも丑三つ時あたりから書くべきことが見えてきて、空が白々と明け始める頃には、どうにか形にすることができたのでした。

当然、日中は通常の診療をしながらでしたし、他の単行本の執筆も並行してのことだったのでなかなかきついものはありましたが、いま振り返ってみれば、連載という制約がなければこの分量を書くことはできなかっただろうと思われます。

最近、TV等でも「うつ」についての特集番組がしばしば放送され、さまざまな問題提起がなされるようになってきました。それだけ、多くの人たちが「うつ」の問題に関心を寄せていることは間違いありません。

本書は、「うつ」という問題に絞ってではありますが、私が日頃診療の中で感じていること、行っていることを、さまざまな切り口でちりばめたものになりました。その基本となっている治療観や人間観は、二〇〇六年に上梓した『「普通がいい」という病』（講談社現代新書）に総括的に述べたものから一貫した内容ですが、本書はそこから発展して、かなり具体的な問題に切り込んだものになったのではないかと思っています。

いずれにせよ、従来の通り一遍の「うつ」にまつわる言説や治療に飽き足らない方たちに、本書が何らかの新しいヒントとなることを願ってやみません。

最後に、多くのクライアントの方たちの生の言葉が、私にさまざまなことを考えるきっかけを与えてくれました。ここに深く感謝いたします。また、ダイヤモンド社の中嶋秀喜氏には連載時から見事にナビゲートしていただき、この書籍化にいたるまで、いろいろとご苦労をおかけいたしました。さらに、途中からは村上実奈子さんに書籍化の労をおとりいただきました。改めて感謝申し上げます。

二〇一〇年九月

泉谷閑示

新版のあとがきにかえて

「目に見えぬもの」と私たち

いま、世界を縮み上がらせている新型コロナウイルスは、「目に見えぬもの」であるために、その災禍はいまだに収まる気配がありません。

私たちはこれまで、「目に見えぬもの」を「目に見えるもの」に次々に置き換えることによって、加速度的に繁栄や発展を実現してきました。しかし、その成功に酔いしれて、いつの間にか「見えぬもの」を軽視し、「見えるもの」を際限なく追求するようになってしまいました。しかし、ここに来てわれわれ人類は、いや応なく突如牙をむいた「目に見えぬもの」と真正面から向き合わざるを得なくなったのです。

軽視される実存的苦悩

私が専門とするメンタルヘルスの領域においても、ことに近年、いかに不登校や休職の状態から社会復帰させるかといった「目に見える」適応的側面ばかりが重視されるようになっています。

　もちろん、そのような援助の必要性は否定できないものの、そこに「生きる意味が分からない」といった「目に見えぬ」実存的苦悩の問題が持ち込まれた場合であっても、いかに社会復帰させるかといった画一的な対応しかなされないことがあまりにも多く、これは看過できない問題だと思われます。

　ほとんどの場合、通り一遍の診断マニュアルによって「うつ状態」などの診断を下され、お決まりの抗うつ剤の処方と休養の指示がなされるにすぎません。生きる意味や仕事や学校に行く意味が分からないといったテーマで苦悩しているクライアントに対して、「そんなことを考えてしまうのは、うつ状態に陥っているからだ」などと決めつけるだけで、その問い自体を扱わないようになってしまっている実状があるのです。

　私がかつてTVの討論番組に出演した際に、「現代人の実存的空虚の問題についても、真正面から取り扱う必要があるのではないか」と述べたところ、ほかの精神科医から「いまどき"実存的深掘り"を望むような患者さんなんて滅多にいないと思う」と揶揄《やゆ》されたことがありました。もしや私が時代錯誤に陥っているのかもしれないと思い、その時には自嘲的なコメントでその場を収拾させたのですが、改めて現在のような情勢に直面してみますと、「精神的な存在である人間にとって、やはり「目に見えぬ」実存的問題は、決して軽視されてはならない根源的なテーマであると思えてならないのです。

コロナ自粛と自殺者の増加

警察庁によれば、二〇〇九年以降は減少傾向だった自殺者数が、二〇二〇年の七月から一〇月と二〇二一年三月には増加に転じています。また厚生労働省の統計では、一九九八年以降、先進七ヵ国（G7）の中でわが国の自殺率は最も高く、しかも若年層（一五歳〜三九歳）の死因第一位であるのは、日本だけの現象なのです。

この問題の背景には、就労事情の悪化や経営不振による経済的問題などの「目に見える」現実的要因も大いに絡んでいると思われますが、一方で、動きを止められたことで生きる意味を見失い、「目に見えぬ」実存的苦悩に圧倒されてしまったようなケースも少なからず含まれているのではないかと考えられるのです。

新型コロナの蔓延する状況下でステイホームが求められ、それまで外で活動的に生活することに重きを置いていた人たちは、社交や外出といった気晴らしや楽しみを制限され、いやが応でも自分自身と向き合わなければならなくなりました。

もちろんその分、ネット上での交流や楽しみのチャンネルがより積極的に活用されるようになり、それなりに便利に、私たちの不足を補ってくれているようにも見えます。しかし、この自粛スタイルの生活が中長期化する中で私たちが実感しているのは、やはり代替手段は所詮、代替にすぎないという質的な不満足であり、逆説的に生のコミュニケーションや感動体験への強い飢えが蓄積してきているのもまた、事実ではないでしょうか。

いずれにせよ、この閉じた特殊な状況下では、好むと好まざるとにかかわらず、すべての人が自分自身の内面と向き合う「内省」を求められることになったのです。

順風満帆であるはずの売れっ子芸能人が、突然自殺してしまうショッキングな報道もいくつか続きましたが、そこには経済的な理由や何らかのトラブルなど、通常世間が原因と想像するような「目に見える」要因が見当たらないことが特徴的でした。「目に見える」世俗的・経済的成功が、必ずしも人間にとって生きるための必要十分な条件にはなり得ないという人間の真実が、ここにも象徴的に表れているのではないでしょうか。

「生」の菲《ひ》薄《はく》化《か》

いまは、必要な情報やマニュアルが容易に手に入る便利な時代ですが、それが手軽であればあるほど、物事は奥行きを失っていきます。プロセスが省略され、人々は性急に結果のみを求める傾向を強めました。そして、生きる意味について考えるような、何の役にも立たない「目に見えぬ」問題に向き合うことは、軽視・軽蔑され、考えすぎや「うつ」症状として一蹴されるようになってしまったのです。

　本来、人々に生きる意味を感じさせたり、実存的な次元で示唆を与えたりといった重要な役割を果たしてきたはずの芸術や文学なども、マーケティング的な成功を追いかけるがあまり、ともすれば娯楽の次元に堕してしまいがちです。アートや哲学をたしなむとしても、あくまでビジネスエリートになるための手段だったり、クイズ番組で解答できるための知識だったりします。

　このようにして、現代に生きる私たちの生は、奥行きを失って菲薄化し、インスタントな気晴らしの娯楽にすっかり取り囲まれてしまっているのです。そんな中で、若い世代を中心に、「生と死の近接化」とでも言うべき事態が生じていることを、私は日々の臨床からひしひしと感じています。

　もし生きることが薄っぺらにしか見えないのだとすれば、人は、生きることに伴う避けがたいさまざまな煩わしさや困難を、どうしても無意味で無駄で不条理なものとしか捉えられないでしょう。また、それを乗り越えたいとも思えないことでしょう。そこからの脱出方法として、死が容易に視野に入ってくるのも決して不思議ではありません。

「目に見えぬもの」の奥行き

英国の詩人T・S・エリオットはかつて、「文化は生を生きるに値するものにしてくれるところのもの」と述べました。やはり文化とは、本来そういう大切な役割を担っているものであって、決して気晴らしや暇つぶし、ましてや、ひけらかすためのアクセサリー的「教養」などではないはずです。

「内省」が求められるいま、私たちがエンターテインメント的なものだけでは紛らわし切れない、何らかの虚しさを自らの内側に抱えて生きていることに、平時よりもかなり気づかされやすい状態にあると言えるでしょう。

しかし、この空虚さをやみくもに恐れることはありません。これと向き合い、そこから何を見出し、これをどのように乗り越えたかについて、人類はこれまで数多くの文化的遺産を残してきているのです。そして、それらは必ずや「目に見えぬもの」について語っているのです。

「目に見えるもの」に傾斜して、即座に結果を追い求め、情報やマニュアルを用いて器用に物事を処理することが、あたかも賢いこととしてもてはやされる時代が続いてきていましたが、ここに来て私たちは、忘れていた「目に見えぬもの」と改めて向き合うよう、迫られているのです。

氾濫する情報の手前側には、マニュアル的情報やエンターテインメント的なものが分厚く控えています。しかし、それらに目を奪われそこで留まることなく、もっと奥に待ち構えている真の英知、すなわち「生を生きるに値するものにしてくれる」ような文化と出会うことが、今こそ必要ではないかと思うのです。

例えば、つい先ごろ生誕二五〇周年を迎えたベートーヴェンは、音楽家として致命的とも言える難聴が進行し、一時は自殺を考え遺書まで残しましたが、その苦悩を乗り越える中で、人間が生きることの深い意味を『英雄』や『第九』などの交響曲を始めとする多くの楽曲に遺しました。

シェイクスピアは、人間の陥りやすいさまざまな業《ごう》を数多くの戯曲で見事に描き、今日でもまったく古びることなく、私たちに「人間とは何か」を教えてくれています。このような文化的遺産は、決して博物館的に扱われるべき「高尚な遺物」などではなく、私たちが生きる意味を見失いそうになった時にこそ、その空虚感にさえ共感し、希望の在りどころを示唆してくれるような奥行きを備えているのです。

かつてない閉塞状況の中にいる今こそ、私たち一人一人が静かにそして豊かに「内省」し、奥行きある存在に近づくことで、「目に見えぬもの」に圧倒されるのでなく、これを逆手にとって養分にし、そこから新たな文化を生み出す存在となり、人間の生を力強く進められるようになるのではないでしょうか。そこにこそ、真に人間の人間たる底力が示されるのではないかと思うのです。

(初出：nippon.com 2021・1・4「『目に見えぬもの』と私たち：コロナ禍、立ちすくむあなたに贈る言葉」を一部修正)

泉谷閑示《いずみやかんじ》

一九六二年秋田県生まれ。精神科医、作曲家。東北大学医学部卒業。東京医科歯科大学医学部附属病院、神経研究所附属晴和病院等に勤務したのち渡仏、パリ・エコールノルマル音楽院に留学。帰国後、新宿サザンスクエアクリニック院長等を経て、現在、精神療法専門の泉谷クリニック（東京・広尾）院長。著書に『「普通がいい」という病』『反教育論』『あなたの人生が変わる対話術』『本物の思考力を磨くための音楽学』などがある。

幻冬舎新書 624

「うつ」の効用
生まれ直しの哲学

二〇二一年七月三十日 第一刷発行

著者 泉谷閑示

発行人 志儀保博

編集人 小木田順子

編集者 羽賀千恵

発行所 株式会社 幻冬舎

〒一五一-〇〇五一 東京都渋谷区千駄ヶ谷四-九-七

電話 〇三-五四一一-六二一一(編集)

〇三-五四一一-六二二二(営業)

振替 〇〇一二〇-八-七六七六四三

ブックデザイン 鈴木成一デザイン室

印刷・製本所 中央精版印刷株式会社

Printed in Japan ISBN978-4-344-98626-8 C0295

い-28-2

幻冬舎ホームページアドレス https://www.gentosha.co.jp/

*この本に関するご意見・ご感想をメールでお寄せいただく場合は、comment@gentosha.co.jp まで。

幻冬舎新書

泉谷閑示

仕事なんか生きがいにするな

生きる意味を再び考える

「働くことこそ人生」と言われるが、長時間労働ばかり蔓延し幸せになれる人は少ない。新たな生きがいの見つけ方について、古今東西の名著を繙きながら気鋭の精神科医が示した希望の書。

岡田尊司

自閉スペクトラム症

「発達障害」最新の理解と治療革命

自閉スペクトラム症とは自分がなじんだもの以外を受け入れにくい特性のため、生活に支障が出る状態をいう。本書では奇跡を起こす治療法やうまくいく対応のヒントやコツまですべて解説。

岡田尊司

ストレスと適応障害

つらい時期を乗り越える技術

「適応障害」は環境の変化になじめなかったり、対人関係がうまくいかずに生じる心のトラブル。どうすれば改善するのか？　すぐに実践できる方法を、百戦錬磨の専門医がわかりやすく紹介。

緒方俊雄

慢性うつ病は必ず治る

投薬治療中心の現在の精神科では敬遠される「慢性うつ病」。しかし家庭や仕事など現実を直視し抑えてきた感情を解放すれば、慢性うつ病は必ず治る。カウンセラーが心との向き合い方をアドバイス。